Love Yourself,
Heal Your Llfe Workbook

心灵的重建

爱自己，治愈你生命的疗愈之书

[美] 露易丝·海 著 萧顺涵 译

浙江教育出版社·杭州

图书在版编目(CIP)数据

心灵的重建 / (美) 露易丝·海著 ; 萧顺涵译. -- 杭州 : 浙江教育出版社, 2020.8

ISBN 978-7-5722-0521-7

Ⅰ. ①心… Ⅱ. ①路… ②萧… Ⅲ. ①心理健康一普及读物 Ⅳ. ① R395.6-49

中国版本图书馆 CIP 数据核字（2020）第 123248 号

心灵的重建

XINLING DE CHONGJIAN

[美] 露易丝·海 著 萧顺涵 译

责任编辑： 赵露丹
美术编辑： 曾国兴
责任校对： 杜 玲
责任印务： 陈 沁
出版发行： 浙江教育出版社
（杭州市天目山路 40 号 电话：0571-85170300-80928）
印　　刷： 天津旭丰源印刷有限公司
开　　本： 880mm × 1230mm 1/32
成品尺寸： 145mm × 210mm
印　　张： 6.5
字　　数： 115000
版　　次： 2020 年 8 月第 1 版
印　　次： 2020 年 8 月第 1 次印刷
标准书号： ISBN 978-7-5722-0521-7
定　　价： 48.00 元

如发现印装质量问题，影响阅读，请与本社市场营销部联系调换。
电话：0571-88909719

关于作者

露易丝·海的生命故事

露易丝·海是一位拥有坎坷童年经历，却为自己创造出不凡生命奇迹的现代女性。她五岁遭邻居酒鬼强暴，又在继父暴力对待的家庭中成长，十六岁即当了未婚妈妈，做过许多仆役工作，后来在纽约幸运地成为一名流行时装模特儿。之后她嫁给一位优雅的英国绅士，受伤的自尊心因心灵的修持才逐渐恢复，但婚后十四年丈夫另结新欢。近乎崩溃的她在伤心之余，从教会的课程中重新找到生命的主题，成为教会咨询员，并开始旅行演讲及举办课程。但当生活逐渐充满希望与契机时，命运之神仍捉弄她，如晴天霹雳，她又被医生宣布罹患癌症。

这时的露易丝才真正踏上自我疗愈之路，她尝试去改变自己的心理模式，并化解童年时期内在深层的愤怒与怨恨，借由身心的洗涤与滋养，六个月后癌细胞竟消失了！从与癌共存的这段体验中，她悟到“只要愿意改变思想、信念与行动，疾病是可以疗愈的”，“生命中最大的悲剧，有时似乎会转成生命中至上的喜乐”。露易丝自此踏上了珍惜生命的新道路，去追寻她认为真正重要的东西。

今日的露易丝是十八本畅销书的作者，又经营一家相当成功的出版社，主持工作坊及演讲，著书不辍，而最让人感动的是，她用最深刻的生命体悟及最真切的态度，不断传递给读者“爱自己”“爱生命”的信念。

推荐序

重画生命美景

游乾桂

艾格尼丝·马丁说：每个人的心里都有一幅完美图像，如果我们用心观看，便看得见它。

阅读《心灵的重建》这本书时，油然生出的便是这种感动——用心看自己。露易丝·海是位值得一提的作者，不因为她是《生命的重建》一书的作者，而是她的生命观，诸如："我所知道的一切，都会显现在我面前。""在我的生命中一切都是美好的。"

她的朋友大卫·布朗说，她是一位伟大的老

师。我也这么认为，她试图用一本书教导现代人许许多多的智慧，这本书最值得推荐的正在于此——这是一本可能终身受用的“生活圣典”，用这种字眼一点也不突兀，因为露易丝想教的是我们最常遗忘的观照——爱你自己，以及正向的人生观。

每个人都有两面性，简单地说就叫优点与缺点。从优点看人生的人，生命是充满彩色的；从缺点看人生的人，生命很灰白。

生命的单一内容，如健康、友谊、财富、工作、自尊，等等，也都有两面性，你是用正向扣住，还是用负向疏离——正向带来快乐，负向带来痛苦。

简单的篇名已点出书的精华之处，第一篇是“用爱观照自己”，正是重要的“观心法门”，把心摊开来检核，展现的正是人与心的对应，用意则是让人认清自己，明白自己的健康状况，明白自己需要哪种亲密关系，明白朋友的作用与宽恕的好处。

如此反思，最终是为了重画生命美景。人的生命并非生来就是完美无缺的，太多事我们无法决定，谁是父亲，谁是母亲，我们一点参与权皆无，人格的设计者是父母、学校与社会，我们参与的也有限，正因为这些限制，创造出不满意的你我；我们需要全新的改造工程，把失落的自己找回来。

露易丝·海称得上是位“机会的给予者”，全书的章节都指向一个主题——希望之旅，陪你寻找一种仁慈的新生活向往。

作者的大作，引发我这样联想：奇迹，来自自我创造！

这些年我关心健康，甚过于金钱、名气，等等，而健康在露易丝·海的书中也排在改变的第一顺位，因此她可能与我一样，深信健康是一切之母，包括生气、咆哮、批判、恐惧、害怕，乃至于性都与健康有关，没有健康这种底层的改变，一切都是妄想。

一个为金钱征战商场的“成功人士”，把自己的家庭弄得妻离子散，除了身上的各种光环之外，伴随着的是惺忪的睡眼、疲惫的身躯、困顿机械式的生活、僵化的亲子关系，以及一身病痛。一年感冒十次，每次感冒十天，一年平白浪费了一百天美好时光，昏昏沉沉、无精打采、有气无力、脾气暴躁，健康饱受威胁，一开始努力是为了赚钱，但赚钱毁了身体，身体不佳事倍功半，来回一轮，除了健康被毁掉之外，别无所得。

医生将这称为“身体警告信号”，一个罹患重病的人，其实是警告的失听者，对自己的健康充耳不闻，最后造成难以收拾的后果。

两年不见，最近再与他相见，看到的他竟容光焕发，原来两年前他在鬼门关前走过一回，终于明白征战名利场的代价太大，甚至必须赔命；之后渐次回到生活品质中，懂得健身，照料好身体，现在两年只感冒过一次，两天复原，戏称这两年，他多赚免去感冒折腾的一百九十八天，拿来运动，拿来休闲，拿来怡然自得早已绰绰有余，这是他的“复活术”。

对他来说，这种一百八十度的体质转变是奇迹。

但是，奇迹却源自一种“自我疼惜”！

印证这个小故事，我发现《心灵的重建》这本书的动人之处便在于此，它道出了一种变化之术。“变”是心理学上所谓的“调整”，不变之变正意味着，要使生活恒久处于快乐本质的不变之道是，必须不停地调整、不断地改变，这是个相当重要的启示，因为改变必须与“心甘情愿”配合，任何不是真心的改变，都创造不了生命奇迹。

运动要心甘情愿！

健康要心甘情愿！

宽恕要心甘情愿！

朋友要做得心甘情愿！

心理学家罗伯说过，二十一世纪是压力的世纪，很少人能幸免于难，压力似鬼影，幢幢若现，压力会导致心神不宁，身体变差；逃避压力绝非上策，面对才是最好方法。

作为一位后现代者，我们多数选择“虐待身体”，把一天当作二十七个小时来用，还有人传授时间管理法，教人如何利用时间来虐待身体；当身体消受不了时，再用浓咖啡、浓茶、提神液来振奋自己，甚或酗酒来麻痹自己，到最后，身体变得一塌糊涂，生命到了这般窘境又能说些什么？

人生有几个五年、十年？

我终于明白：如果生命有奇迹，它一定来自一种生命的“疼惜”；奇迹的制造者，不是经常被提及的“神”，不是宗教里的“机缘巧合”，更不是来自外星人的“天医”，而是我懂得更爱自己的信念。

曾经自恃自己有运动员的身手、强健的体魄，却敌不过岁月残害，开始了解身体不是钢制的，三十多岁的年纪，五十岁的身体，走起路来气喘吁吁，人活得像狗。

还好觉悟得快，重拾羽毛球、篮球，偶尔击剑、练跆拳道，不似年轻人，早已不再以虎虎生威自居，只想把身子练热，来个汗水如注，不谈输赢，倒多了一批志同道合、年龄不限的朋友。

生命果然处处存在奇迹，而且公平，给了一夕致富的奇迹，就有了乐极生悲的危机；赐予家财万贯的美梦，就给了问题家庭的悲情。平等的生命力场，说明了奇迹等于得失之间的平衡。

健康只是举隅，意在明确说出我对书中之言的全数感动，以及所做的呼应。

露易丝·海的书应该用“心”起锅，以“爱”煎煮，让“时间”调整，制出一帖心灵工程的欢喜奇药，如果“心灵治疗”的书有圣典，我会推介《心灵的重建》。

游乾桂

中国台湾政治大学心理系毕业，心理咨询专家，知名作家，著有《心灵医师》《用心疗心》等七十多部作品。

目 录

contents

第二部分 在喜悦中成长

第三部分　生命的重建

第一部分

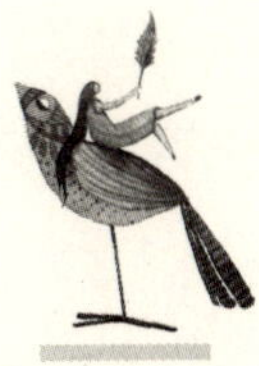

用爱观照自己

一切都是想法造成的，
而想法是可以改变的。

第 1 章

内在觉察

我愿意改变

这是一本探讨改变的书。我知道，你会要求其他的人、事、物改变。你会认为你的母亲、父亲、上司、朋友、姐姐、情人、房东、邻居、牧师，或是政府官员必须改变，你才能拥有圆满的生活。其实不然。如果你想改变你的生命，唯一需要改变的人就是你。当你改变自己之后，你生命中的其他人才会跟着改变。

你愿意改变吗?

如果你愿意，我们可以一起建构你渴望的生活。你必须做的，只是去改变你的某些想法，并且放弃某些偏执的信念。这听起来简单吧? 的确如此。然而，它也不是太容易的。我们会探索一些想法，它们可能是你在各个生命领域中深信不疑的。如果你拥有正面的信念，我力劝你永远保有它们，并将其发扬光大。如果我们找到负面的信念，我也会帮助你释放它们。

我的一生是一则最佳范例，你可以从我身上看到当一个人改变他的思考后，随之而来的生命奇迹。过去，我是个受尽虐待、打骂，在贫寒中长大的孩子，我缺乏自尊、问题多多，现在我却脱胎换骨，变成一位有能力助人的治疗师。我挥别了过往的痛苦和磨难，我为自己创造出奇妙的新生命。你，也做得到。

当你在做这本书中的练习时，我鼓励你善待自己。改变也许艰难，也许容易。不过，要感谢你为自己所做的一切努力。你必须知道，在新、旧信念系统的转换间，可能会有过渡期的存在。你或许会在先前的行为与思考模式间逡巡犹疑。可是，千万别气馁。以你对待某位亲爱友人的方式对待你自己。当你完成之后，要好好鼓励自己一番。

如果你能配合书中的练习，你会得到最迅速的效果。然而，即使你一个月只能做一个练习，它对你依然有帮助。斟酌你的实际情况。这些练习可以帮助你更好地认识自己，让你重新选择。而你所做的每个新选择，就像你在新辟的心灵花园中播下种子一样。假以时日，这些种子会抽芽生长。不过，请记住，当你播下种子后，它不可能马上长成苹果树。同样地，你也不可能从这些练习中，得到立竿见影的效果。

建议你分章使用这本书。试着一次只处理一部分的生活领域。每次做练习时，真实检视你的情绪。把这本书读一遍，让尘封的想法和回忆浮上脑际。然后回到书上，做所有的练习。

即使你在某个生活领域中没有发现任何问题，也请你做练习。你会对发生的变化感到诧异。如果你在某个生活领域中遭逢困难，则请你多做几次练习。你也可以自己设计练习。

有时，在身旁放一盒面巾纸是挺不错的做法。允许你自己去探索尘封的往事，有必要的话，不妨纵声大哭。泪水是生命的河流，它们是非常洁净的。

我会重新探讨那些支持我人生观的基本信念，你也许记得，因为我在《生命的重建》一书中曾经谈及。

我相信……

生命的律则很简单："种瓜得瓜，种豆得豆。"我相信，我们每个人都必须为自己的生命经验负起百分之百的责任，包括最好的和最坏的。我们每一种想法，正逐渐建构出我们的未来。我们的所思所言，也创造出我们所有的生活经验。

信念是我们视为真理的想法和观念。我们对自己和世界持有什么样的信念，我们的生命就会变成什么模样。我们选择相信的信念，可以决定我们过什么日子。因此，每一天可以过得有趣、欢愉、充满希望，也可以过得悲伤、受限和痛苦。而两个背景相近、生活环境相似的人，也可能拥有截然不同的生命经验。究竟是什么东西可以将我们从痛苦的一端，渡送到快乐的彼岸呢？我相信我们的信念做得到。当我们愿意改变我们原始的信念后，我们会感受到自己的生命发生真实的变化。

无论你对自己或对这世界抱持什么信念，请记住，它们只是想法，而想法是可以改变的。你也许不同意我将要探索的一些观念，因为其中有些是令你感到陌生、害怕的。别担心！这些观念不但对你有益，还会成为你的一部分。你或许会认为其中某些技巧过于愚蠢无聊，对你起不了作用，但我要求你试试看。

我们的潜意识会接受我们所选择的信念。宇宙的力量从不批判或指责我们，它只承认每个人独特的价值。如果你同意某种限制性的信念，那么信则成真。如果你认为自己太矮、太肥、太瘦、太高、太聪明、太笨、太有钱、太穷，或是没能力建立良好的人际关系，那么这些信念都会变成真实的。

改变当下

请记住我们处理的是想法，而想法是会改变的。关于我们思考的内容，我们可以有无穷的选择，而且生命最好的着力点永远在当下。

此时此刻，你正在想什么呢？是正面抑或负面的想法？你想让这想法建构你的未来吗？

小时候，我们从大人的反应认识自己和这个世界。所以，我们接受许多大人对我们的观念（这些和真实的我们毫无关系)，我们也从他们身上学会许多生存之道。不过，如果和你在一起生活的是一群不快乐、恐惧、有罪恶感又容易生气的大人，那么你学到的，将是一大堆对你自己和对这世界的负面看法。

长大后，我们会再创造出一个像小时候一样的情绪环境。我们也会重建自己和父母的亲密关系。如果我们小时候饱尝批判的滋味，等我们成年后，我们就会寻找会批判我们的朋友。如果我们在儿时得到赞美、关爱和鼓励，我们就也会赞美、关爱和鼓励别人。

我并不是鼓励你去责备你的父母亲。我们都是一代又一代的牺牲品，况且他们也没有能力把他们不懂的东西教给你。如果你的父母亲不知道如何爱自己，他们就不可能教你如何爱你自己。他们只能尽力把所学的东西教给你。想想看，他们是如何长大成人的。如果你想多了解你的父母一点，可以和他们谈谈他们的童年。

你不仅要倾听他们谈话的内容，还得注意他们谈话时的情绪反应。他们的身体语言如何？他们的眼神是否和你有接触？凝视他们的双眸，看看是否能发现他们的内在孩童。你也许只会在瞬间看到它，不过它可能会泄露出许多有价值的信息。

我相信，是我们选择了我们的父母。我相信，是我们选择在某个特殊的时空下，决定降临人世的。我们来到这个世上，为的是学习特别的功课，这些功课会督促我们走向心灵和进化的道路。

我们先前谈及的，都是想法的问题，而想法是可以改变的。无论你遇到什么生命难题，你的生活经验都是内在想法的外在展现。即使是自我厌恶的情绪，也是你自我观念的表露。想法会让你产生一种感觉，而且你会接受这个感觉。换句话说，如果你没有这种想法，你就没有这种感觉。想法是可以改变的，一旦想法改变了，感觉就也消失于无形了。

过往再也无法操控我们了，无论负面的思考模式跟随我们多久了。当下，我们已然自由。

踏上自由之路

信不信由你，我们的想法也是自己选择的。我们可能会习惯性地产生相同的想法，因此，表面看来我们的想法并非我们选来的。然而，原初的想法确实是我们自己选择的。所以，我们可以拒绝某些想法，比如你可以拒绝对自己有正面的想法，同样地，你也可以拒绝对自己有负面的想法。

我所接触的个案中，几乎每个人内心深处的信念都是：“我不够好！”我认识或咨询过的人多少也会讨厌自己或是有罪恶感。“我不够好，我做得不够，或我不该拥有。”是我们常听到的抱怨。不过，你不够好是和谁比较而来的？你又是根据谁的标准来判定的？

我发现怨恨、批判、罪恶感和恐惧，为我们自己和我们的生活招来大部分的麻烦。这些情绪源自诿过于他人，而且不愿为自己的遭遇负起责任的心态。如果我们愿意为生活中所有的事情负责，就没有什么好抱怨的。“外在世界”发生的种种，无非是内心世界的写照而已。

我并不是要默许别人的恶行，不过它的确是由我们的信念系统引起的。因为我们心中存有某种想法，这想法会诱使别人用这种恶行对待你。如果你发现别人时常辱骂你、虐待你，其实这是你的思考模式造成的。当你改变你的想法后，这种恶行也会随之终止。

我们可以改变自己对过往的态度。逝者已矣，再也无法改变，可以改变的是，我们对过往的想法。此时此刻，如果我们还为了多年前伤害我们的人惩罚我们自己，该是多么愚蠢啊！

如果我们认为自己是无助的受害者，一切都无望了，那么全世界都会支持我们的信念。我们对自己最坏的评价，有朝一日都会应验。

如果我们认为自己必须为过往的经验负责（这些过往经验有好有坏），我们就有机会走出过往的阴霾。我们可以改变，我们也可以拥抱自由。

越过宽恕的门口，我们才能踏上自由之路。也许我们不知道如何宽恕别人，也许我们不想宽恕别人，不过，如果我们愿意宽恕，我们就可以开始疗愈的过程。放下过往及宽恕他人，对于我们心灵的疗愈是绝对必要的。

这并不意味着我默许恶行。我只是鼓励你释放自己而已。宽恕意味着放下，让一切烟消云散。我们深知自己的痛苦，但是对绝大多数人来说，要体会施虐者心中的痛楚是非常困难的。其实，那些需要获得我们宽恕的人也身陷痛苦之中。他们映照出我们对自己的想法。我们必须了解，他们在当时拥有的知识、经验与觉知能力下，已经尽力了。

当我的来访者带着他们的难题来找我时——我不管什么问题——健康欠佳、经济拮据、人际关系不圆满，或者创造力无法发挥——我的对策只有一个，那就是要他们爱自己。

我发现，当我们真的去爱、去接纳，并且赞同自己的一切时，生命才会真正活络起来。此时此刻，赞同和接纳自我，是我们积极改变所有生命领域的关键。

对我来说，爱自己意味着绝不为任何事批判自己，因为批判会堵塞我们想要改变的念头。

试着赞同自己，再看看有何奇迹发生。你已经批判自己多年了。它有效吗？

试着赞同自己

在这本书里，我们从头到尾都会使用“肯定言辞”这个字眼。肯定言辞是我们所做的声明——无论是正面的或是负面的。我们经常有负面言辞。负面言辞只会引发更多我们不想要的情况，像“我讨厌这辆老爷车”的认定，会让我们哪儿也去不成。如果你的认定是“我祝福我的老爷车，我因为爱才放弃它。现在，我接受一辆漂亮的新车，这是我该得的”，这样的肯定将会打开我们意识的管道，去获致这样的结果。

以正面的陈述来表明你想要的生活方式。不过，重点是以现在时来陈述，例如：“我现在是……”或“我现在拥有……”你的潜意识是个相当顺从的仆人，如果你以将来时叙述，如“我想要……”或“我将会拥有……”，那么你会一直停留在想望的阶段——未来永远是你触摸不着的。

伯尼·西格尔博士在他的畅销书《爱·医药·奇迹》(*Love, Medicine & Miracles*)中指出：“确信并非对现在状况的否定，而是对未来的希望。当你允许它们渗入你的意识时，它们会变得更加可信，直到最后它们变成真实的为止。”

端详自己——照镜子

照镜子是另一种有用的方法。镜子映射出我们对自己的感觉。它清楚地显示，如果我们企盼一种欢愉、圆满的生活，我们需要做哪些改变。

我要求前来咨询的对象每次经过镜子前面，都去注视他们的双眸，并对自己说些正面的话语。提出肯定言辞最有效的方法就是照镜子，同时把它们大声说出来。你会立即察觉心中的排拒现象，并且急于跳过它。

当你阅读这本书时，身边准备一面小镜子。当你进行较深度的练习时，则使用一面较大的镜子。

运用想象

想象就是运用想象力去获得某种渴求结果的过程。简单来说，也就是在你期盼发生的事情真正发生之前，你已经预先演练事情的发生。

举例来说，如果你想要有一个新的住处，你必须在心中描绘你想要的房子，越详细越好。接着，注视这栋房子，宛如它是真实的，声明这是你应得的。想象你正在这栋新房子里，过着你所想要的家居生活。想象得越清楚越好，因为想象无关乎对错。经常想象，将所有答案交给宇宙心灵，并请求他给你最高的善。如果能结合正面肯定的话，想象会是最有力量的工具。

你值得拥有

有时，我们拒绝努力为自己创造美满的生活，因为我们认为自己不值得拥有它。我们不值得拥有的信念，可能源自我们早期的童年经历。或许，这信念来自我们儿时的大小便训练。或许，我们的父母警告我们，如果我们不把东西吃光、不整理房间或不把玩具放回原位，我们就得不到我们想要的东西。我们逐步接受别人的观念或想法，而这些和我们自身毫无关系。

“值得拥有”美好的事物，不一定能“真正拥有”。原因在于我们不允许自己接受。无论你认为自己值不值得拥有，你都必须允许自己接受。

练习 1　告诉自己值得拥有

尽可能回答下列问题。它们将帮助你了解“我值得拥有”这个想法的力量。

1. 你想要什么东西，而这东西是你目前没有的？

请清楚、明确地描述它。

2. 关于“值得拥有”，你的家庭有何规定？

你的家人在告诉你什么？他们告诉你“你不值得拥有”，还是“这结实的一巴掌是你应得的”？你的父母认为自己值得拥有吗？你必须自己争取，才能拥有什么吗？争取对你管用吗？当你做错事时，大人会从你那里拿走某些东西吗？

3. 你觉得自己值得拥有什么吗？

你的脑海里浮现出什么影像？“我什么时候会得到它？”“我必须先努力工作。”你觉得自己够好吗？你始终这么好吗？

4. 你值得活下去吗？

为何值得？为何不值得？他们告诉过你“你不值得活下

去”吗？如果是，这是你所接受的教育的一部分吗？

5. 你为何而生？

你此生的目的为何？你创造过你的生命意义吗？

6. 你值得拥有什么？

“我值得拥有爱、欢愉和一切美好的事物。”或者，你觉得情绪低落，因为你认为自己不值得拥有什么。为什么你有这种想法？这信息来自何方？你是否愿意释放它？你愿意用什么东西取代它？请记住，这些都是想法，而想法是会改变的。

你会发现，每个人的生命活力深受他们对自己是否“值得拥有”的认知所影响。试试这种疗法。简单地说，也就是在任何情境中提出肯定言辞，并且建立新的思考模式，消解旧有的模式。

值得拥有疗法

我值得拥有……我值得拥有一切美好的事物。不是一部分，也不是一点点，而是一切美好的事物。此时此刻，我将过往所有负面的、束缚我的想法搬走。我释放父母对我的限制。我爱他们，因此我要超越他们。我不是他们负面评价和限制性信念的接收者。我没有被这社会衍生出的恐惧或偏见束缚住。我再也不要被任何限制束缚住。

在我内心深处，我是全然自由的。此刻，我搬进一个崭新的意识空间，在那里，我愿意用不同的角度来看自己。我愿意对我自己和我的生活有新的想法。全新的思考会为我带来新鲜的生活经验。

现在，我确知我和生生不息的宇宙力量合为一体了。因此，我在许多方面都能发芽生长。拥有全部的生命可能性已呈现在我面前。我值得拥有生活，一种圆满的生活。我值得拥有爱，一种丰富的爱。我值得拥有健康。我值得拥有舒适的生活，并且生生不息。我值得拥有欢愉和快乐。我值得拥有自由，去做我能做的事。我值得拥有更多更多。我值得拥有一切美好的事物。

“宇宙”极愿意向我彰显新的信念。我怀着喜悦、快乐和感激的心情，去接受这个丰富的生命。因为我是值得拥有的。我接受它，我知道信则成真。

第 2 章

检视信念

我用爱的双眸观照自己，我是安全的。

在这一章里，我希望我们去检视自己和自己的信念。我们每个人都有许多深信不疑的正面信念，我们也希望持续不断去强化它们。然而，我们也有许多信念是负面的，它们不断营造出不愉快的经验。除非我们知道这些负面信念是什么，否则，要改变这些限制性的信念犹如缘木求鱼。

请参阅下列这张字词表，把它们对你的意义写下来。例如，你是否相信：

男人……男人是强壮的。

男人是盛气凌人的。

男人是聪明的。

女人……女人赚的钱比较少。

女人必须清理屋子。

女人是温柔体贴的。

爱……爱是少女的专利。

我喜欢被爱。

爱会损耗精神、让人心碎。

性……性是愉快的。

有婚姻关系才能有性行为。

性是痛苦的。

工作……工作是令人厌烦的。

每个老板都很小气。

别人的工作都不错。

财富……钱再多都嫌不够。

我不喜欢钱。

钱是用来花的。

成功……成功是我无法企及的。

拥有财富才算成功。

我可以成功处理日常琐事。

失败……当我犯错时，我就是个失败者。

失败意味着做错事。

我们可以从失败中吸取教训。

现在，换你了。思考一下这些字词对你的意义。只要你愿意，你可以填写下面这张表。

男人……

女人……

爱……

性……

工作……

财富……

成功……

失败……

现在，请注意令你难以回答的部分。你是否有互相抵触的信念？你的答案之中有多少是负面的？在这些答案旁边画个星号。你真的想把你的一生建立在这些信念之上吗？弄清楚是谁灌输给你这些想法的。既然你已经看出问题的端倪了，你可以选择释放它们。

练习 1　回忆过去

对你来说，这或许是个绝佳的机会，写出关于过往的简短故事。从你的童年开始写起。有需要的话，你可以用另外的纸撰写。

是否有其他负面信念在你的潜意识里喋喋不休？让它们浮现脑际。你也许会对你所发现的大吃一惊。当你着手撰写你的故事时，你注意到多少负面信息？每一个浮出意识表层的负面信念都是个宝藏。“啊哈！我找到你了。你这个带给我众多麻烦的小东西。现在我可以把你赶出去了。”

其他负面信念：

这是个大好时机，你可以拿起镜子凝视你的双眸，并声明你“愿意”释放所有负面信息和信念。做这件事时，请你深呼吸，能够的话，大声说出来。“我愿意释放所有老旧的负面观念及信念，它们再也无法给我滋养了。”把这段话复诵几遍。

与内在孩童接触

我们绝大多数人的内在孩童不是迷失孤单，就是觉得受到排拒。或许长期以来，我们和内在孩童唯一的接触，便是责骂和批判他，事后，我们对自己为何不快乐又感到纳闷。事实上，我们无法在拒绝自己的一部分后，依然处于和谐状态。疗愈的作用就是将我们的各部分聚集起来，使我们更为健全完整。因此，让我们做些努力，将我们的内在部分紧密联结在一起。

练习 2　找一张儿时照片

找一张你小时候的照片。如果你没有，向你的父母要一张。仔细端详这张照片。你看见了什么？也许是欢愉、痛苦、悲伤、生气或恐惧。你爱这孩子吗？你能和他对话吗？我把一张我五岁时的小照片放大成十二英寸，这样我就可以好好瞧瞧我的小女孩了。

请用几句话描述你的内在孩童。

练习3　画一幅童画

拿蜡笔、签字笔或换成彩色笔画画。你可以在这本练习册上画画，或者自己准备一张较大的纸。使用你不惯用的那只手（不是写字那只），画一幅你童年时的素描。

这张图画向你吐露了些什么？你用了什么颜色？你的内在孩童正在做什么？请你把这幅画的内容描述一遍。

练习 4　和内在孩童对话

现在，花点儿时间和你的内在孩童对话。更深入探索你的内在孩童，问他一些问题。

1. 你喜欢什么？

2. 你不喜欢什么？

3. 什么东西让你害怕？

4. 你感觉如何？

5. 你需要什么？

6. 我要怎样才能让你有安全感？

7. 我要怎样才能让你快乐？

和你的内在孩童好好交谈。进入画中和那位内在孩童会面。去拥抱他、爱他，做一些能满足他需要的事。务必让他知道：无论发生什么事，你都会陪伴他。你可以开始建构一个快乐的童年。合上双眼，进行这个练习，才能产生最佳的效果。

快乐心灵药方——相信自己

“我相信我有能力改变自己。”

这一小段或许是本书最重要的部分。当你探索你生命的各个领域时，不妨持续参阅它。将下面这七点做成几张表，把它们放在你看得见的地方，经常阅读它们，默记它们。当这些观念变成你信念系统的一部分时，你对生命将有全然不同的洞察。

1. 我们必须为自己过往的生命经验负责。

2. 我们每一个想法都在建构自己的未来。

3. 怨恨、批判、罪恶感及厌恶自我，最容易让我们出毛病。

4. 一切都是想法造成的，而想法是可以改变的。

5. 我们必须释放过往，并且宽恕每一个人。

6. 此刻，赞同及接纳自我是迈入正向改变的关键。

7. 生命最好的着力点就在当下。

当你做这本书里的练习时，别忘了这七项要点。不要被你的难题困住。当你确实接受这些观念，并将它们吸收为你信念系统的一部分后，你的能量会“大大增强”，而你遭遇到的困难也会迎刃而解。你的目标只是去改变你对自己和对这世界的信念。

其他的人、地、事并不会带给你麻烦和困扰，你对这些生活经验的“觉知及感应”，才是问题所在。因此，你必须为自己的生命经验负起百分之百的责任。不要把你的能力白白浪费掉。学习深入了解你的内在、你的灵性，并且运用这股力量，创造出有益于你的人生。

我答应自己学习。

第二部分

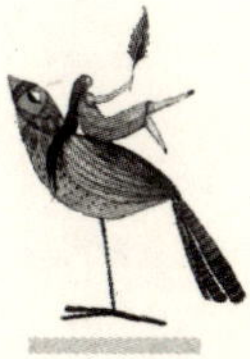

在喜悦中成长

当你不再整日责怪自己，
你会发现自己也不再苛责别人了。

第 3 章

健康至上

我将自己的身体维持在最佳状态。

健康检核表

□我一年感冒三次。

□我的体力很差。

□我痊愈得很慢。

□我经常过敏。

□我的家人都有先天性心脏病。

□我大病小病接连不断。

□我一直为背痛所苦。

□头痛总是缠着我不放。

□我经常便秘。

□我会脚痛。

□我常常伤害自己的身体。

以上的叙述，有几项与你的情况相仿？让我们一起察看我们对健康的信念。我相信，我们身体的“疾病”都是我们自己造成的。身体，就像我们生命中的其他事物，会反映出我们内在的想法和信念。我们的身体一直在对我们说话，只要我们愿意花时间倾听。身体内的每个细胞，都会和我们每一个想法互相唱和。

当我们找出隐藏在疾病背面的心理模式后，我们就有机会改变它，进而治愈我们的疾病。在意识的层面上，许多人并不想生病，然而，所有的身体疾病都是我们的老师。疾病是身体的传达管道，它告诉我们，在我们的意识之中有个坏主意。我们所信、所言、所行、所思的某种东西，将妨害我们追求最高的善。我经常想象这个身躯使劲地拖住我们说：“请——关心我！”

有时候，许多人想要生病。因为在我们的社会里，我们默许疾病成为逃避责任或不愉快情境的合理方式。如果我们不学习如何拒绝别人的要求，我们就可能用生病来回拒对方。

几年前，我读过一篇有趣的报道。这篇报道指出，只有百分之三十的病人遵从医师嘱咐，按时服药。在《爱你的疾病》（*Love Your Disease*）这本引人注目的书中，作者的医生约翰·哈里逊也指出，许多人去看医生，只是为了减轻他们疾病的剧烈前兆，以使他们能够忍受自己的疾病。这宛如医生和病人的潜意识里存在一项不成文的协议：如果病人假装病好了，医生就同意不治疗这位病人。在这项协议里，有人尽了义务，有人变成权威人物，双方都得到了满足。

事实上，真正的治疗包含身、心两方面。我相信，如果我们“疗愈”了一种病，却没有解决环绕在疾病周围的情绪及心理问题，总有一天我们会旧疾复发的。

练习 1　回溯家族病史

你愿意释放有碍健康的需求吗？再说一次，当我们想要改变自己的健康状态时，首先要做的，就是告诉自己："我愿意释放会引发这种疾病的需求。"再说一遍。一边照镜子，一边说。每次说这句话时，你都要想到你的健康状态。这是改变你自己的第一步。

1. 列出你母亲所有的疾病。

2. 列出你父亲所有的疾病。

3. 列出你自己所有的疾病。

4. 你能看出其中的关联吗？

练习 2 健康检查

让我们一起来检视你对健康和疾病的一些信念。回答下列问题。尽可能坦诚作答。

1. 你小时候得过什么病？

2. 关于疾病，你从你父母身上学到了什么？

3. 小时候，你是否因为生病而享有某些特权？

4. 从小到大，你对疾病是否一直有深信不疑的信念？

5. 你对自己的健康状况负多少责任？

6. 你想要改变你的健康状况吗？如果想，你要采用何种方式？

练习 3　觉察你对疾病的信念

尽可能诚实完成下列陈述。

1. 我让自己生病的方式是……

2. 我每次生病，都是想避开……

3. 当我生病时，我总是想要……

4. 小时候我一生病，我的母亲总是……

5. 当我生病时，我最大的恐惧是……

练习 4　肯定言辞的治愈力量

让我们一起来探索写下肯定言辞的力量！把某个你肯定的想法写下来，可以增强它的力量。在下面的空行里，写三十句你对健康的肯定言辞。你可以自己写，也可以采用下列表达方式：

1. 我正在逐渐疗愈。
2. 我用爱来倾听我身体的信息。
3. 此时此刻，我容光焕发、活力四射且精力充沛。
4. 我很感激我能拥有绝佳的健康。
5. 我值得拥有健康的身体。

1.

2.

3.

4.

5.

6.

7.

8.

9.

10.

11.

12.

13.

14.

15.

16.

17.

18.

19.

20.

21.

22.

23.

24.

25.

26.

27.

28.

29.

30.

练习 5　自我价值与健康

让我们一起来检视自我价值这个课题。回答下列问题，在每道问题下面，写出一句肯定言辞。

1. 我值得拥有健康的身体吗?

范例：不！我们一家都是病秧子。

肯定言辞范例：此时此刻，我相信我值得拥有健康的身体。

你的肯定言辞：

2. 关于健康，我最担心什么?

范例：我害怕自己会生病。

肯定言辞范例：此时此刻，身体健康是最安全的。我一直都被爱着。

你的肯定言辞：

3. 关于自我价值，我的信念是什么?

范例：我不必承担责任。

肯定言辞范例：我是既自信又可靠的人。我的生活是愉快的。

你的肯定言辞：

4. 如果放弃这个信念，我会担心什么？

范例：我必须长大。

肯定言辞范例：长大成人是安全的。

你的肯定言辞：

现在，参考第 3 章开头的健康检核表后，相对于每一个负面信念，提出你的肯定言辞。将复诵肯定言辞当作你日常工作的一部分。无论你是在车里、在工作中、在照镜子时，还是当你觉得脑海中有负面信念浮现时，你都可以说出你的肯定言辞。

你相信：

我一年感冒三次。

我的体力很差。

我痊愈得很慢。

我经常过敏。

我的家人都有先天性心脏病。

我大病小病接连不断。

我一直为背痛所苦。

头痛总是缠着我不放。

我经常便秘。

我会脚痛。

我常常伤害自己的身体。

你的肯定言辞：

· 我始终都是安然无恙的。爱围绕在我身旁，并且保护着我。

· 我充满了活力和热诚。

· 我的身体康复得很快。

· 这世界是安全的。我是安全的。我的生活过得很平静。

· 我既健康又健全。

· 我的身体很健康。我挥别了过往。

· 生命珍爱且支持我。我是安全的。

· 我的心情很宁静。一切都非常美好。

· 我同意让活力流经我的全身。

· 我愿意缓步向前。

心灵药方：

1. 我们必须为自己过往的生命经验负责。

2. 我们的每一个想法都在建构自己的未来。

3. 怨恨、批判、罪恶感及厌恶自我，最容易让我们出毛病。

4. 一切都是想法造成的，而想法是可以改变的。

5. 我们必须释放过往，并且宽恕每一个人，包括我们自己。

6. 此刻，赞同及接纳自我是迈入正向改变的关键。

7. 生命最好的着力点就在当下。

第 4 章

正面情绪

舒适是上天赐给我的权利。

情绪检核表

□我一直处于焦虑之中。

□我害怕人们。

□我强烈感到寂寞。

□我不善于表达自己的情绪。

□我控制不住我的脾气。

□我做任何事都无法聚精会神。

□每个人都跟我作对。

□我无法坚持自己的权益。

□我觉得自己是个失败者。

□我想偷偷躲起来。

你是否能认出这些感觉？或许，你需要设法让你的情绪更健康。

情绪问题是最令人痛苦的。有时，我们会生气、伤心、寂寞、有罪恶感，或者受到惊吓。当这些情绪接管和支配我们的心灵时，我们的生活就会沦为情绪的战场。

学习处理情绪是人生重要的课题。我们是否正要把气出在别人身上？我们时常处罚别人，或强迫别人接受我们的想法吗？还是，我们经常以某种方式虐待自己？

“我不够好”的信念，常是情绪问题的根源所在。因此，想要拥有健康的心理，必须要先“爱自己”。当我们全心全意去爱和接纳自己时，我们才能开始改变。

接纳自己的方法之一，就是放下别人对你的评价。因为许多我们相信的意见，完全与事实不符。

举例来说，多年前，我有一个名叫埃里克的年轻客户。埃里克是个模特儿，长得很帅，生活也很富裕。他告诉我，他因为觉得自己很丑陋，躲在体育馆里度过一段辛苦的日子。

开始接受咨询后，我们发现埃里克小时候有位恶邻居，时常骂他“丑八怪”。这位仁兄不但把他打成重伤，还不时恐吓他。为了避开邻居的打扰，让自己有安全感，埃里克开始躲藏，他相信自己不够好这个事实。在他的心灵深处，他相信自己是丑陋的。

经过照镜子、爱自己和肯定言辞等治疗过程，埃里克展现惊人的改变。也许焦虑感还是时隐时现，但现在他已有许多处理方法了。

请记住，“我不够好”的感觉源于我们对自己的负面想法。然而，除非我们听令于它们，否则这些想法对我们并没有影响力。想法不过是一串串的话，它们不具有任何意义，只有“我们”才能赋予它们意义。可是，我们却再三把注意力放在负面的信息上。我们往往相信最不利于我们的评价。而且，这些想法的意义，也是我们选择的。

“无论我们处于何种痛苦之中，让我们选择能滋养且支持我们的想法。”

练习 1　镜中的我快乐吗?

你认为在你的情绪生活中，你值得拥有平和与宁静吗?如果你没有这样的想法，你就不可能拥有。请你注视着镜子，并且说："我值得拥有内在的平和，此时此刻，我接受它。"重述几遍。

1. 你的心头涌现什么样的情绪?

2. 你的身体感觉如何?

3. 它觉得真实吗? 你仍然觉得自己不值得拥有吗?

如果你的体内有任何负面的感觉，你最好提出肯定言辞："我要扬弃意识中会使我不愉快的想法。我值得拥有愉快的情绪。"

重述这句话，直到你接受为止。过几天再做一遍。你会觉得做其中几个练习很有趣。你也会为它们带给你的改变感到惊叹。事实上，我见过它们对许多人发生作用。做练习时，一次只做一个阶段，结果将令你感到大为惊奇。

练习 2　与内在孩童同乐

当你处于焦虑或恐惧的状态，致使你无法与内在孩童同乐时，你可以先中止彼此的联结。想出一些可以再度与你的内在孩童接触的方式。你有哪些游戏的花样？你会“为你自己”做些什么？

列出十种你可能与你的内在孩童同乐的方式。你们可以享受阅读好书、看电影、学习园艺、旅行，或洗个热水澡的乐趣。玩些孩子们的游戏如何？确实花点时间想一想。你们可以在海滩上面奔跑，到游乐园荡秋千，你们也可以带蜡笔涂鸦，或者爬爬树。列出所有玩乐项目后，每天至少做一样。现在，让我们开始疗愈我们的心灵！

1.

2.

3.

4.

5.

6.

7.

8.

9.

10.

瞧瞧你发现的一切事物！继续进行——你可以为你和你的内在孩童设计这一类的娱乐项目！感受一下你们俩逐渐改善的关系。

练习 3　写出你的感谢

你感谢什么呢？你如何开始你的一天？你每天早晨第一句话是什么？是乐观进取的，还是消极泄气的？我每天大约花十分钟，为我能拥有生活中所有美好事物而感谢。至少列出十件你生活中想感谢的事。你也许要花一个月去写这张表。别担心——这并没有时间限制。你可以一直加上去。闭上双眼，在你下笔之前，好好思索一遍。

1.

2.

3.

4.

5.

6.

7.

8.

9.

10.

练习 4　列出正面情绪

让我们一起检视你的情绪。在下面的空行里，写出三十种你的正面情绪。当你做这个练习时，留意一下你的情绪反应。你有抗拒的现象吗？对你来说，要找出你的正面情绪是否太难了？再接再厉！记住，你是强而有力的！

1.

2.

3.

4.

5.

6.

7.

8.

9.

10.

11.

12.

13.

14.

15.

16.

17.

18.

19.

20.

21.

22.

23.

24.

25.

26.

27.

28.

29.

30.

现在，参考第 4 章开头的情绪检核表。相对于每一个负面信念，提出你的肯定言辞。将提出肯定言辞当作你日常工作的一部分。

你相信：

我一直处于焦虑之中。

我害怕人们。

我强烈感到寂寞。

我不善于表达自己的情绪。

我控制不住我的脾气。

我做事都无法聚精会神。

每个人都跟我作对。

我无法坚持自己的权益。

我觉得自己是个失败者。

我想偷偷躲起来。

你的肯定言辞：

· 我的心境很平和。

· 当我喜爱且接纳自我后，爱别人就很容易了。

· 我是安全的，寂寞只是情绪的变化。

· 表达自己的情绪是安全的。

· 我的内心很平和，生活也很宁静。

· 我的洞察力是清晰无碍的。

· 我很可爱，每个人都喜欢我。

· 我喜欢自己并坚持自己的权益。

· 我的一生很成功。

· 我克服了多年的恐惧和局限。

我答应自己放轻松。

心灵药方：

1. 我们必须为自己过往的生命经验负责。

2. 我们的每一个想法都在建构自己的未来。

3. 怨恨、批判、罪恶感及厌恶自我，最容易让我们出毛病。

4. 一切都是想法造成的，而想法是可以改变的。

5. 我们必须释放过往，并且宽恕每一个人，包括我们自己。

6. 此刻，赞同及接纳自我是迈入正向改变的关键。

7. 生命最好的着力点就在当下。

第 5 章

释放恐惧

害怕只是想法使然，而想法是可以释放的。

害怕与恐惧检核表

□我害怕离开屋子。

□我恐怕那行不通。

□我害怕日渐衰老。

□我害怕飞行。

□别人会吓着我。

□如果我无家可归，该如何是好？

□开车使我成为喜好幽静的人。

□如果我死得很痛苦，该如何是好？

□我害怕独处。

□我无法面对年华老去。

以上的叙述，有几项与你的心境相仿？让我们一起来检视隐藏在我们恐惧背后的心理机制。

在生命的情境中，我相信，我们时常在爱与恐惧之间做出抉择。我们对生命的变幻莫测感到恐惧，对未来的不可知感到恐惧，对亲密关系和独处的两难感到恐惧。我们恐惧别人知道我们的需求和底细，我们更恐惧要释放过往的种种。

在恐惧的彼端，我们却拥有爱。爱，是我们寻寻觅觅的奇迹。爱我们自己，可以为我们的生命创造出奇迹。然而，我说的爱不是自大或傲慢，那不是爱，那是恐惧。我说的爱是尊重我们自己，并且对发生在我们身心上的奇迹，怀着感激的心情。

当你猛然惊觉你不爱自己，也不信任自己时，记得提醒自己一下。觉得“自己不够好”会干扰我们作决定。因为当你对自己没有把握时，你如何做出优质的选择？

苏珊·杰弗斯在她的力作《拥抱恐惧》（*Feel the Fear and Do It Anyway*）中便指出：“在生活当中，每当人们接近全新事物时，总会感到恐惧。然而，许多人尽管恐惧，依然能走出恐惧‘勇往直前’，可见恐惧并不是问题所在。”她继续指出，真正的问题不在于恐惧本身，而在于我们如何“看待”恐惧。我们可以从力量或无助这两个角度来研究恐惧。至于我们是否恐惧，也就没有关系了。

当我们了解自己怎样思索问题后，我们就可以发现真正的问题所在。而觉得自己“不够好”和“不爱自己”，往往是问题的关键。

我们永远完美、永远漂亮，而且永远在变化。我们用自己拥有的知识、经验和觉知能力，来把事情做到最好。因此，当我们日渐成长变化后，我们的“最佳状况”也会越来越好。

练习 1　放轻松

当你阅读这个练习时，深呼吸一下，呼气时，让紧张脱离你的身体。放松你的头皮、前额和脸部。你的头部必须处于松弛状态，以便于你阅读。再放松你的舌头、咽喉和肩膀。你可以用放松的手臂托起一本书。现在就做。放松你的背部、下腹和骨盆。当你放松小腿和脚时，你的呼吸必须很均匀。

阅读前段文章后，你是否感觉到自己身体的明显变化？留意一下你有多少变化。如果你的身体持续变化，你的心灵也会跟着变化。

在这种放松、舒适的情境下，告诉你自己："我愿意放下。我要释放。我要放松。我要释放所有的紧张。我要释放所有的恐惧。我要释放所有的愤怒。我要释放所有的罪恶感。我要释放所有的悲伤。我丢掉老旧的限制性信念。我放下一切，让内心得到安宁。我和自己和平共处。我和生命历程和平共处。我是安全的。"

重复练习两三遍。感受一下释放后的舒适。每当你的脑海中掠过反抗的想法时，便重做一遍。每天花点时间做练习，让它成为你生活的一部分。当你熟悉之后，你随时随地都可以做这个练习。你将可以在任何情境下，全然放松自己。

练习 2　抛却恐惧

在下列每个范例下面，写出你最大的恐惧。接着，想出一个相应的肯定言辞。

1. 职业

范例：我怕没人发现我的价值。

你的恐惧：

肯定言辞范例：每个工作伙伴都欣赏我。

你的肯定言辞：

2. 居住情境

范例：我永远是个无壳蜗牛。

你的恐惧：

肯定言辞范例：此时此刻，我拥有一个漂亮的家，而且我接受它。

你的肯定言辞：

3. 家人关系

范例：我的父母不会接受我的处世方式。

你的恐惧：

肯定言辞范例：我接纳我的父母，他们也接纳我、爱我。

你的肯定言辞：

4. 财富

范例：我害怕当穷光蛋。

你的恐惧：

肯定言辞范例：我相信我所有的需求都应该得到照顾。

你的肯定言辞：

5. 外表

范例：我认为自己又胖又丑。

你的恐惧：

肯定言辞范例：我不再批评自己的身体了。

你的肯定言辞：

6. 性

范例：我害怕以后必须“做那件事”。

你的恐惧：

肯定言辞范例：我放松自己，轻而易举就充满活力。

你的肯定言辞：

7. 健康

范例：我担心自己会生病，而无法照顾我自己。

你的恐惧：

肯定言辞范例：我一向都能招来我需要的帮助。

你的肯定言辞：

8. 亲密关系

范例：我不认为有人会爱我。

你的恐惧：

肯定言辞范例：爱和接纳是我的本质。我爱我自己。

你的肯定言辞：

9. 年老

范例：我害怕年华老去。

你的恐惧：

肯定言辞范例：每种年龄都有无限的可能性。

你的肯定言辞：

10. 死亡与临终

范例：如果死后没有来生呢？

你的恐惧：

肯定言辞范例：我信任生命的历程。我正在直达永恒的无边旅程中。

你的肯定言辞：

练习3 肯定，再肯定!

从上面的练习中，选一个最接近你的范例。运用想象力，想象你经历恐惧后，活出积极的自我。自由平和地观照你自己。然后，写二十五句你的肯定言辞。请记住，你正在开发你的能量!

1.

2.

3.

4.

5.

6.

7.

8.

9.

10.

11.

12.

13.

14.

15.

16.

17.

18.

19.

20.

21.

22.

23.

24.

25.

现在，参考第 5 章开头的害怕与恐惧检核表。对应每一个负面信念，提出你的肯定言辞。将提出正面主张当作你日常工作的一部分。无论你是在车里、在工作中、在照镜子时，还是当你觉得脑海中有负面信念浮现时，你都可以说出你的肯定言辞。

你相信：

我害怕离开屋子。

我恐怕那行不通。

我害怕日渐衰老。

我害怕飞行。

别人会吓着我。

如果我无家可归，该如何是好？

开车使我成为喜欢幽静的人。

如果我死得很痛苦，该如何是好？

我害怕独处。

我无法面对年华老去。

你的肯定言辞：

· 我一直是安全、受到保护的。

· 我的决定一直是最完美的。

· 此时此刻，我的年龄是最完美的，我享受每个新的片刻。

· 我处于安全之中，接受生命的美好。

· 无论去哪里我都是被爱和安全的。

· 我住在宇宙之家。

· 我怀着喜悦、自在和舒适的心情放松与前进。

· 时候到来，我会安静、舒适地死去。

· 我会表达自己的爱，无论我到哪里，我都能得到别人的喜爱。

我答应自己保持心境的平和。

心灵药方：

1. 我们必须为自己过往的生命经验负责。

2. 我们的每一个想法都在建构自己的未来。

3. 怨恨、批判、罪恶感及厌恶自我，最容易让我们出毛病。

4. 一切都是想法造成的，而想法是可以改变的。

5. 我们必须释放过往，并且宽恕每一个人，包括我们自己。

6. 此刻，赞同及接纳自我是迈入正向改变的关键。

7. 生命最好的着力点就在当下。

第 6 章

化怒为爱

我用爱来接受所有的情绪。

生气检核表

□我害怕生气。

□我一生气，就会失控。

□我没有权利生气。

□生气是不好的。

□别人生气时，我会觉得惊恐。

□生气是危险的。

□我的父母不准我发怒。

□如果我生气，就没有人喜欢我。

□我必须隐藏我的怒气。

□积压怒气会使我生病。

□我从来没有生过气。

□我一生气，就会伤害到别人。

从上面的描述中，你能认出任何一种情绪吗？生气或许是你重要的性格障碍之一。

生气是一种自然且正常的情绪。像婴儿吵闹，只是要表达他们的愤怒，过后就没事了。我们绝大多数人都知道生气是糟糕的、不礼貌的，也不被接受的行为。因此，我们学会压抑愤怒的情绪。它们居住在我们的身体、关节和神经之中。渐渐地，它们囤积起来，变成了怨恨。就这样，一层层由生气转化而成的怨恨，致使我们的身体出现各种疼痛。

我们必须正视我们所有的情绪，包括生气在内，同时要找到宣泄这些情绪的健康方式。我们不必攻击别人，也不必拿别人出气，我们可以轻描淡写地说："这件事让我生气。"或是："我对你所做的事感到很生气。"如果这么说不适当，我们还有许多选择：我们可以把头埋在枕头里尖叫。我们可以捶打床铺。我们可以踢枕头。我们可以在户外狂奔。我们可以关上车窗，放声吼叫。我们可以打网球。这些都是健康的宣泄管道。让我们一起来探讨愤怒对你的影响。

练习 1　找出生气模式

1. 你家人生气的模式是什么？

2. 你的父亲如何处理他的愤怒？

3. 你的母亲如何处理她的愤怒？

4. 你的兄弟姊妹如何处理他们的愤怒？

5. 你家有代罪羔羊吗？

6. 小时候，你如何处理你的愤怒？

7. 你会表达或压抑你的愤怒吗？

8. 你用什么方法来压抑你的愤怒？

9. 你过去是：

暴食者？………………□是　□不是

经常生病？………………□是　□不是

容易发生意外事故？………………□是　□不是

容易和别人打架？………………□是　□不是

体弱的学生？………………□是　□不是

好哭鬼？………………□是　□不是

10. 你现在如何控制你的愤怒?

11. 你见过其他家庭的处理模式吗?

12. 你最喜欢哪位家人宣泄愤怒的方式?

13. 你生气是否有“正当理由”?

14. 为什么没有? 是谁教你这么做的?

15. 你是否允许自己用适当的方式宣泄情绪?

当你被情绪的洪流淹没时，有个快速简单的方法便是上下跳跃数次，并且大声叫喊:“是! 不是! 都抛到脑后! 是! 不是! 都抛到脑后! ”试试看，这么做具有快速放松的奇效。

如果你把许多怒气埋藏起来，你就可能整日徘徊在生气边缘。你的愤怒在意识表层下酝酿，任何芝麻小事都会引爆它。或许，你不知道如何宣泄你的愤怒，但是你会低声抱怨，而且你的心中充满愤慨、批判的想法。你可能会变成喜欢批判别人的人。果真如此，你肯定也会批判你自己。因此，你不妨问问自己:

1. 我整天生气，究竟从中得到了什么?

2. 如果我释放怒气，会发生什么事?

3. 我是否愿意宽恕别人，从而得到自由?

练习 2　写下你的愤怒

想一个你还在生气的对象。或许这是一笔陈年积怨。写信给这个人，把你所有的牢骚向他倾诉，让他知道你的感受。不要隐忍，真实地表达你的感受。有需要的话，你可以用另外的纸撰写。

当你完成这封信后，先读一遍，再折起来。在信纸外面写道："我真正需要的是你的爱和赞同。"接着把信烧了，让它烟消云散。

练习 3 照镜子发泄

选择另一个你生他气的人，原先那个也可以。端坐在镜子前面。身旁准备一些面纸。注视你的双眸，观看是否有此人的身影。告诉他何事令你如此恼怒。

结束后，告诉他："我真正需要的是你的爱和赞同。"我们都在追寻爱与赞同。那是我们希望从别人身上得到的，那也是别人希望从我们身上得到的。爱和赞同使我们的生活和睦融洽。

为了得到自由，我们必须释放束缚我们的陈旧信念。因此，再度凝视镜子，并且肯定地告诉自己："我愿意做个不发怒的人。"注意自己是否真的愿意释放过往，或者依然心有挂碍。

现在，参考第 6 章开头的生气检核表。在负面信念下面的是相应的肯定言辞。在车里、早晨刷牙中、照镜子时，或者任何你感觉负面信念浮上心头的时候练习。

你相信：

我害怕生气。

我一生气，就会失控。

我没有权利生气。

生气是不好的。

别人生气时，我会觉得惊恐。

生气是危险的。

我的父母不准我发怒。

如果我生气，就没有人喜欢我。

我必须隐藏我的愤怒。

积压怒气会使我生病。

我从来没有生过气。

我一生气，就会伤害到别人。

你的肯定言辞：

· 我承认我所有的情绪。对我来说，承认我的怒气是安全的。

· 我会选择适当的地点和方式来宣泄我的怒气。

· 我所有的情绪都是可以接受的。

· 生气是正常且自然的。

· 我要抚慰我的内在孩童，我们是安全的。

· 我所有的情绪都是无害的。

· 我没有遵照我父母的限制行事。

· 我越诚实地面对自己，我就越能得到别人的喜爱。

· 我以适当的方式表达我的怒气。

· 我允许自己自由地表达自己的情绪，包括生气。

· 健康地宣泄怒气有益我的健康。

· 当我表达我的情绪时，别人并不会受到伤害。

我答应自己坦承我的情绪。

心灵药方：

1. 我们必须为自己过往的生命经验负责。

2. 我们的每一个想法都在建构自己的未来。

3. 怨恨、批判、罪恶感及厌恶自我，最容易让我们出毛病。

4. 一切都是想法造成的，而想法是可以改变的。

5. 我们必须释放过往，并且宽恕每一个人，包括我们自己。

6. 此刻，赞同及接纳自我是迈入正向改变的关键。

7. 生命最好的着力点就在当下。

第 7 章

停止批判

我释放批评他人的欲求。

批判与指责检核表

□为什么有这么多恶劣的司机?

□人类都是愚蠢的。

□我是个怪人。

□如果我不是这么胖，我就能演那个角色。

□我从没见过这么丑的衣服。

□他们绝不可能完成那项工作。

□我是个笨蛋。

□我周遭都是些不爱干净的家伙。

□我的邻居十分吵闹。

□没有人询问我的意见。

□你相信她开的是辆破车吗？

□我讨厌她的笑声。

你是否有相似的内在对话？你内在的声音是否不停地挑剔、挑剔、挑剔呢？你是否用你那双批判的眼睛来观看这世界？你是否批判每一件事？你是否自以为是？

许多人都有批判他人的顽习，要打破这习性并非易事。它是我们亟待解决的生命课题。在我们扬弃这种错误的生活习性之前，我们没有办法真正去爱自己。

当你还是婴儿时，你是如此开放地面对生命。你睁大好奇的双眸看着这世界。除非有什么事物让你受到惊吓，或是有什么人伤害你了，否则你会接受生命最初的样貌。稍后，当你渐渐长大，你开始接受其他人的看法，并且变成你自己的。你学会如何去批判。

练习 1　觉察批判模式

1. 你家人的批判模式是什么？

2. 关于批判，你从你的母亲身上学到什么？

3. 她都批判些什么？

4. 她挑你毛病吗？

5. 为什么？

6. 你的父亲都在什么时候指责别人？

7. 他批判自己吗？

8. 你的父亲怎么批判你？

9. 互相攻讦是你家人的相处模式吗？

10. 他们批判别人的方式和时机为何？

11. 你第一次被批判是什么时候的事？

12. 你的家人怎么批判左邻右舍的？

13. 学校里的老师爱你、支持你吗？或者他们总是挑剔你这里不好、那里差劲吗？他们都说些什么？

14. 你能看出你是从谁身上学会批判的吗？你小时候，谁是最会批评别人的人？

或许，你曾经受到误导，让你相信你必须批判自己，才能成长、改变。但我一点也不同意这种观念！

我相信，批判会使我们的灵魂枯萎。它只会强化“我们不够好”的信念。而这种信念肯定不会带给我们最好的事物。

练习2　用“可以”取代“应该”

一如我曾经多次提及的，我相信在我们的语言中，“应该”是最有伤害性的字眼之一。每当我们使用它时，实际上，我们等于在说“我错了”。不是我们现在错了，就是过去错了，或者未来错了。我想把“应该”这个字从我的词汇里永远拿掉，而用“可以”来代替。“可以”二字给我们更多选择机会，而且我们绝不会有错。

写出五种你认为自己“应该”做的事。

我应该：

1.

2.

3.

4.

5.

用“可以”取代“应该”。

我可以：

1.

2.

3.

4.

5.

现在，问问自己："为什么我没有这么做呢？"或许你会发现，你为了某些自己从来不想做的事，或为了从来没有过的想法，已经苛责自己好几年了。在你的"应该表"上，有哪些事是可以删除的呢？

练习 3　列举自我批判表

列举五种你对自己的批判：

1.

2.

3.

4.

5.

现在，回到上表，在每种批判后面标上日期——这日期是你开始将这种批判加入你的“犯错表”的时间。

长久以来，你为了同一件事情责怪自己，岂不令人错愕？这种习惯不会产生积极的改变，不是吗？的确如此。批判是无济于事的！它只会让你觉得不舒服。因此，终止它吧！

每个小孩在成长的阶段，都需要父母的关爱、接纳和赞美。你的内在孩童也一样需要爱和赞同。

“我爱你，我知道你正在尽力做好。”

“你一向都是完美的。”

“你一天比一天令人惊奇。”

“我赞同你。”

“让我们一起想想，是否有更好的方法做那件事。”

“成长和变化是有趣的，我们可以一起学习。”

这些都是孩子们想听的话。它会让孩子们心情愉快。当他们心情愉快时，他们会尽其所能。他们会完美地展露自己。

如果你的孩子或你的内在孩童经常“犯错”，或许你需要花点时间让他们接受上面这些新鲜的、正面的话。如果你下定决心不再批判，而且能坚持下去，你就会得到神奇的效果。

花一个月时间，以积极的方式和你的内在孩童对话。使用上述的肯定言辞表。你也可以自己做一张肯定言辞表，并随身携带它。当你察觉自己渐渐在挑毛病时，把这张表拿出来读两三遍。不过，在镜子前面大声朗读，效果会更棒。

练习 4　找出愤怒来源

你对谁感到不屑？列出五位最让你恼火的人的姓名。

范例：

乔治：他向来不苟言笑。

莎莉：她的妆化得好恐怖。

1.

2.

3.

4.

5.

现在，将上述人士的姓名做成另一张表。这一次，想想他们是否有什么美德善行——值得你赞美的。把它们找出来，即便是鸡毛蒜皮的小事也可以。

1.

2.

3.

4.

5.

从现在开始，每当你想到这些人，就在你的表上写一句赞美他们的话。让你的心灵充满正面的想法。最好能养成除了正面评论之外不妄语的习惯。如果你想要改变你的生命，你必须先管住你的嘴巴。

练习 5　录音，听自己的声音

这个练习需要一台录音机。大约一个礼拜录一次你的电话谈话——只要录下你的声音就好。当录音带两面都录满后，你就可以坐下来倾听。你不仅要倾听自己说了些什么，还要听出你说话的方式，听出你的信念是什么？你批判哪些人和事？你说话的语气，像你的爸爸还是妈妈？

当你不再整日责怪自己，你会发现自己也不再苛责别人了。

当你愿意活出自己之后，你会自动让别人活出他们自己。他们的小毛病不会那么令你恼火了。你也释放了想要“改变他们”的需求，而这需求正是你希望的模式。当你不再批判别人之后，他们也会停止批判你。每个人都自由了。

参考第 7 章开头的检核表，然后对应每一个负面信念，提出你的肯定言辞。将提出肯定言辞当作你日常工作的一部分。在车里、照镜子时、工作中或任何你感到负面想法浮现脑海的时候说出来。

你相信：

为什么有这么多恶劣的司机？

人类都是愚蠢的。

我是个怪人。

如果我不是这么胖，我就能演那个角色。

我从没见过这么丑的衣服。

他们绝不可能完成那项工作。

我是个笨蛋。

我周遭都是些不爱干净的家伙。

我的邻居十分吵闹。

没有人询问我的意见。

你相信她开的是辆破车吗？

我讨厌她的笑声。

你的肯定言辞：

· 我到哪里都能遇到很好的司机。

· 每个人都尽其所能，包括我自己。

· 我喜爱且赞同自己。

· 我欣赏我身体的奇妙之处。

· 我喜欢人们展现在衣着上的独特性。

· 我释放批判他人的欲求。

· 我一天比一天熟练。

· 我打扫我的心灵，此举影响到我周遭每个人。

· 我不想再被打扰了。

· 我的意见是珍贵的。

· 我诚心支持她对于运输工具的选择。

· 无论何时听到笑声，我都能享受它。

心灵药方：

1. 我们必须为自己过往的生命经验负责。

2. 我们的每一个想法都在建构自己的未来。

3. 怨恨、批判、罪恶感及厌恶自我，最容易让我们出毛病。

4. 一切都是想法造成的，而想法是可以改变的。

5. 我们必须释放过往，并且宽恕每一个人，包括我们自己。

6. 此刻，赞同及接纳自我是迈入正向改变的关键。

7. 生命最好的着力点就在当下。

第 8 章

治疗瘾头

没有任何人、地、事能掌控我。我是自由的。

上瘾行为检核表

□现在，我需要感觉舒服点。

□抽烟会减轻我的压力。

□频繁做爱帮助我逃避现实。

□我不停地吃。

□喝酒使我受欢迎。

□我追求完美。

□我沉迷于赌博。

□我需要服用镇静剂。

□我不停地购物。

□我无法逃脱凌虐关系。

以上的叙述，有几项和你的情况相符？让我们进一步来检视这种行为。上瘾行为，是表明“我不够好”的另类方式。当我们困在这一类行为中时，显示我们正试图逃离自己的角色。我们接触不到自己的情感。我们的所信、所言、所行，令我们痛苦到无法正视的地步，因而我们暴饮暴食、恣纵情欲、服药、借钱花，而且创造出虐待性的情爱关系。

有一种包括十二个步骤的计划，可以治疗大部分的上瘾行为，而且它们对于成千上万的上瘾者，都具有很好的疗效。在这一章里，我们不可能把所有这些对于上瘾者有帮助的计划重新复制一遍。我认为，我们要先了解的最重要的观念是，强迫性的行为是由我们内在的需求所引起的，想要改变这种行为，我们必须先释放这个需求。

在疗愈上瘾行为的过程中，爱和赞同你自己、信赖生命的历程以及拥有安全感（因为你了解自己心灵的力量），是非常重要的课题。我咨询过的上瘾者大多数都有高度自我厌恶的倾向。他们不能原谅自己。日复一日，他们惩罚着自己。

如果追究会有如此自我惩罚的原因时，我们会发现在他们小时候，他们从大人那里得到负面的自我观念：他们不够好；他们表现不佳，需要受罚。

童年时期的身体、情绪或性方面的受虐经验，孕育出他们日后自我厌恶的心理。不过，诚实、宽恕、爱自己和愿意面对真相，可以疗愈上瘾者早期的创伤，减轻上瘾行为带给他们的痛苦。我还发现上瘾是一种可怕的人格特质。其中存有对释放过往及信赖生命历程的强烈恐惧。只要我们相信世界是个不安全的地方，有许多坏人和险境正等着引我们“入瓮”——这样的信念，就会变成我们真实的际遇。

你愿意释放这些无法支持及滋养你的想法和信念吗？如果是，你已经做好准备，继续我们的旅程了。

练习 1　勇敢踏出第一步

这是发生改变的开始——此时此刻，就在你的心中！深呼吸几下，闭上双眼，想着让你沉溺的人、地方、物品。想想你在上瘾行为背后的顽愚。你想抓住某些身外之物，来钉牢你认为的内在错误。生命最好的着力点就在当下，今天，你可以开始做一些改变。

再次声明，你必须心甘情愿释放你的需要。你可以说："我愿意放弃我生命中的需求。此时此刻，我释放它，我相信我的生命历程会满足我的需要。"

每天早上，在你静坐冥想和祈祷时都说一遍。你又往自由之路迈进一步了。

练习2　列出你的秘密瘾头

列出十种你不为人知的瘾头。倘若你是个暴食者，或许你吃下的食物都是垃圾食品。倘若你是个酒鬼，或许你在车内放了不少酒，以便使你可以边开车边喝酒。倘若你是个强迫性的赌徒，或许你为了借钱维持你的瘾头，置家人于危难之中。

1.

2.

3.

4.

5.

6.

7.

8.

9.

10.

现在感觉如何？检视你“最糟糕”的秘密。想象你自己正处于这段生命期间，并且去爱那个人。告诉他你有多么爱他，你愿意宽恕他。注视着镜子，然后低声说：“我宽恕你，我爱你的一切。”

练习 3 说出想对家人说的话

让我们暂时回到童年时光，并且问自己一些问题。

1. 我的母亲经常使我……

2. 我真正需要她说的是……

3. 我的母亲确实不知道……

4. 我的父亲告诉我，我不该……

5. 如果我父亲只知道……

6. 我希望我可以告诉我父亲……

7. 妈妈，我原谅你……

8. 爸爸，我原谅你……

9. 你还想和你的父母亲谈论你自己吗？你还有未完成的要事吗？

许多人来找我，他们告诉我，他们无法享受当下，因为过去发生的事总是会从中作梗。事实上，抓住过往不放“只会伤害我们自己”。这表示我们拒绝活在当下。往者已矣，再也无法追回。我们唯一能把握的，就是当下。

练习 4　释放过往记忆

此时此刻，让我们清扫过往的阴霾，释放情绪上的依恋，释放过往的记忆。

如果你记得十岁时的穿着，里头并没有情感成分，那只是记忆。

在我们的生命中，所有过往的经验留下的也只是记忆。只要我们放下，我们便能自由运用我们心灵的力量去享受当下，并且创造灿烂的未来。

我们不必为了前尘往事，不断惩罚我们自己。

1. 列出所有你愿意释放的事物。

2. 你有多愿意释放过往呢？注意你的反应，把它们写下来。

3. 你必须做什么才能释放前尘往事？你有多乐意这么做？

练习 5　我赞同自己

既然自我厌恶在上瘾行为中扮演着如此重要的角色，现在，我们要做一个我最喜欢且常用的练习。我已经把这个练习介绍给许多朋友了，成果都非常惊人。

接下来这一个月，每当你想到你的上瘾行为时，你要一遍又一遍对自己说："我赞同自己。"

每天说三四百次，这并不会太多。当你有烦恼时，你一天在难题上打转的次数，至少有这么多。让我们把"我赞同自己"，变成一句咒语，反复对自己说，最好别停顿。

当你表明"我赞同自己"时，保证让你潜意识中的反对意见，都会浮现出来。例如："你怎么能赞同自己，把所有的钱花个精光？"或"你只吃两块蛋糕"或"你不是东西"，或是任何负面的杂音出现时，正是你探取心灵控制的时候。这些负面意见并不重要，重要的是你要看清这些想法会让你困在过往的经验里。温柔地对负面想法说："谢谢你与我分享。我要释放你，我赞同我自己。"除非你愿意相信，否则这些负面想法将无法操控你了。

现在，参考第 8 章开头的上瘾行为检核表。对应于每一个负面信念，提出你的肯定言辞。将提出的肯定言辞当作你日常工作的一部分。在工作中、在车内，或是当你早晨刷牙时，把你的正面主张说出来。

你相信：

现在，我需要感觉舒服点。

抽烟会减轻我的压力。

频繁做爱帮助我逃避现实。

我不停地吃。

喝酒使我受欢迎。

我追求完美。

我沉迷于赌博。

我需要服用镇静剂。

我不停地购物。

我无法逃脱凌虐的关系。

你的肯定言辞：

· 现在，我的内心很平和。

· 我从容地释放我的压力。

· 我有力量、活力和知识去处理生命中所有的问题。

· 我的周遭充满爱，它保护、滋养我。

· 我接纳别人，我也深受他人喜爱。

· 我允许而且欢迎变化。

· 我愿意接受内在智慧。

· 我放松自己，进入生命之流，让生命力轻松、舒适地滋养我一切所需。

· 我愿意创造有关自己生命的新想法。

· 我有本事又能干。我喜爱且欣赏自己的一切。

我答应自己去改变。

心灵药方：

1. 我们必须为自己过往的生命经验负责。

2. 我们的每一个想法都在建构自己的未来。

3. 怨恨、批判、罪恶感及厌恶自我，最容易让我们出毛病。

4. 一切都是想法造成的，而想法是可以改变的。

5. 我们必须释放过往，并且宽恕每一个人，包括我们自己。

6. 此刻，赞同及接纳自我是迈入正向改变的关键。

7. 生命最好的着力点就在当下。

第 9 章

从心宽恕

我得到宽恕，我自由了。

宽恕检核表

□我绝不宽恕他们。

□他们的所作所为是不能原谅的。

□他们毁了我的生活。

□他们是故意那么做的。

□我如此年幼，他们却伤害我这么深。

□他们必须先向我道歉。

□怨恨让我有安全感。

□只有懦弱的人才会宽恕别人。

□我没错，错的是他们。

□一切都是我父母的错。

□我不必宽恕任何人。

以上的叙述，有几项让你产生共鸣？对我们绝大多数人来说，宽恕是一门困难的功课。

我们都需要学习宽恕。任何不爱自己的人，是无法宽恕别人的。宽恕帮我们打开心房去爱自己。许多人年复一年背负着怨恨。由于怨恨使然，我们以为不宽恕他人是正当的行为。我把这种现象称为“囚禁在自以为是的愤恨里”。也许我们是对的，但我们永远不会快乐。

你也许会说：“不过，你不知道他们做了什么伤害我的事，那是不可原谅的。”对我们而言，不愿意宽恕是很可怕的。心怀怨恨，就像每天吞咽一茶匙的毒药一样。它囤积在我们体内，伤害着我们。如果我们一直无法跳脱过往的束缚，我们就不可能得到健康和自由。往者已矣。是的，那些伤害你的人着实恶劣。然而，一切都烟消云散了。有时候，我们会觉得如果我们原谅他们，就表示我们认为他们的所作所为是对的。

我们最重要的心灵功课之一，便是去了解在任何已知的时刻里，“每个人”都尽了力。每个人受限于当时的知识、经验及觉知能力，能做的只有这么多了。然而，“施虐者必有受虐的童年”，似乎是不变的定理。事实上，暴力行为越猛烈，施暴者内心的痛苦越巨大。这么说倒不是要为他们的恶行开脱。不过，为了让我们的灵性更加成长，我们必须尝试体会别人的痛苦。

伤害事件结束了，或许那是很久远的事了。释放它吧！让自己自由。走出禁锢的心灵，迎向生命的阳光。如果伤害事件依然影响你的生命，你不妨问问自己，为何你如此看轻自己，继续忍受它呢？为何你让自己一直陷在这种情境中呢？本书旨在帮助你提高自尊，让你的生命充满爱的经验。别浪费时间去“以牙还牙”，这无济于事。种什么因便得什么果。从现在开始，让我们放下过往，好好爱我们自己。如果这样做，我们将能拥有美好的未来。

你最无法原谅的人，教导给你的人生道理也是最重要的。当你对自己的爱丰沛到足以克服过往的痛楚时，体谅和宽恕就变得容易多了。而你也会从中得到自由。你会害怕自由吗？困在过往的愤恨及悲痛中，是不是让你比较有安全感？

练习 1　照镜子

现在，让我们把时间交还给我们的朋友——镜子。凝视你的双眸，用真诚的语调说："我愿意宽恕别人！"重复说几遍。

此时此刻，你感觉如何？你觉得自己是顽强、不让步的，还是开阔、没成见的？

只要留意你自己的感觉即可。别批判它们。深呼吸几下，再重做这个练习。你是否觉得有些不同？

练习 2　观察家人的态度

1. 你的母亲是个宽大为怀的人吗？

2. 你的父亲是个宽大为怀的人吗？

3. 你的家人处理伤害的方式是让自己悲痛吗？

4. 你的母亲如何为自己讨回公道？

5. 你的父亲如何为自己伸张正义？

6. 你如何为自己讨回公道？

7. 当你报复之后，是否觉得很愉快？

8. 你在报复后是什么感觉？为什么？

当我们宽恕别人之后，我们会发现一个有趣的现象：对方通常会对我们的改变有所回应。然而，你不必走到施虐者身边，去告诉他你已经原谅他了。有时你会想要这么做，但你不必如此。宽恕这件重要工作，必须在你的心中完成。宽恕很少为了“他们”，多半是为了我们自己。因为需要你原谅的人，或许不在人世了。

许多人告诉我，当他们真心原谅对方后，他们可能会接获对方恳求他们原谅的电话或信函。在镜子前面练习宽恕别人，更容易有这种成果。当你做这个练习时，留意一下你内心的情绪有多么澎湃。

练习 3　面对镜中自己

照镜子练习经常令人不舒服、想要逃开。如果你站在浴室里照镜子，走出那扇门是非常容易的事。可是我相信，如果你坐在镜子前面，你会得到最大的益处。我喜欢使用卧室门背上的大型穿衣镜。我会带一盒面巾纸，在镜子前面坐下来。当我照镜子时，我的狗狗通常会坐在我身旁帮我打气。

腾出一些时间做练习，或者你可以反复地做练习。我们都有许多需要我们宽恕的人。因此，坐在你的镜子前面，闭上双眼，深呼吸几次。想出所有在你的生命历程中，伤害过你的人。让他们走进你的心灵。现在，睁开你的双眼，开始和他们其中一位对话。

说些这类的话："你深深伤害过我。然而，我不想再困在过往的痛苦中了。我愿意宽恕你。"歇口气，接着说，"我原谅你，我要把你从我的心底释放出来。"再停顿一下，然后说，"你自由了，我也自由了。"

注意你有什么感觉。你可能有抗拒的感觉，也可能有清醒的感觉。如果你觉得自己在抗拒，再歇口气然后说："我愿意释放所有的抗拒。"

这一天，或许你能宽恕好几个人。这一天，或许你只能原谅一个人。这都无关紧要。不过，你做的这个练习，对你是很适当的。宽恕就像剥掉一层层的洋葱，如果剥洋葱让你流太多眼泪，就把它先"收起来"一天。你可以随时拿出来，再剥掉另一层。谢谢你自己愿意做这个练习。

当你继续做这个练习时，无论是今天或改天，请扩大列出你要宽恕对象的名单。记得有：

家人：

老师：

同学：

情人：

朋友：

工作环境：

政府机构或某些公仆：

医护人员：

其他人：

我自己：

最重要的是，宽恕你自己。别再苛责自己了。自我处罚是没有必要的。因为，每一刻你都尽了最大的努力。

再度带着你的名单，坐到镜子前面。告诉每位名单上的人士："我原谅你对我做过的……"歇口气，"我原谅你，我要把你从我心底释放出来。"

继续往下做练习，如果你觉得自己已经不再生某人的气了，就把他从名单上除名。如果你对他还有怒气，那么先把他搁在一旁，稍后再回来做练习。

当你继续做练习时，你会发现你肩头的重担渐渐减轻。你会惊觉自己竟然驮负如此多的旧包袱。当你进行这项心灵清扫工作时，要温柔地对待自己。

练习 4 制作宽恕名单

放点轻柔、可以让你放松和平静下来的音乐。现在，拿出纸笔，让你的心漂流起来。让思绪回到过往，想想你生过自己哪些气。把它们写下来。把它们全部记录下来。也许你会发现，小学一年级尿湿裤子的窘事，你还牢牢地记着。你背负这包袱多么长的时间啊！

有时候，宽恕别人比宽恕我们自己要容易得多。因为我们往往对自己很严厉，要求自己做到十全十美。一旦我们犯了错，我们会对自己施以严厉的责罚。此时此刻，是我们改变旧态度的时候了。

犯错就是迈向学习之路。如果我们很完美，就没有事情可以学习了，我们也没有必要活在这个星球上。要求自己“完美”，甚至会让你得不到父母的爱和赞同——它只会让你觉得自己“做错事”，觉得自己不够好。因此，快乐起来，别再苛责自己了！

宽恕你自己，释放过往，给自己一些舒畅自由的空间。

羞愧和罪恶感是没有必要的。

回想小时候，你自由奔跑的景象，是多么美好啊！

在海滩、公园，甚至到某个不毛之地上奔跑。别蹒跚前进。狂奔疾驰——翻筋斗——跳跃——尽情大笑！带着你的内在孩童玩得开心些。如果有人瞧见你又何妨？这些都是你的自由！

现在，参考第 9 章开始的宽恕检核表。对应每一个负面信念，提出你的肯定言辞。

你相信：

我绝不宽恕他们。

他们的所作所为是不能原谅的。

他们毁了我的生活。

他们是故意那么做的。

我如此年幼，他们却伤害我这么深。

他们必须先向我道歉。

怨恨让我有安全感。

只有懦弱的人才会宽恕别人。

我没错，错的是他们。

一切都是我父母的错。

我不必宽恕任何人。

你的肯定言辞：

· 这是全新的时刻。我能放下一切。

· 我愿意打破我自己的限制。

· 我要为生命负责任。我是自由的。

· 他们受限于当时的知识、经验及觉察力，能做的只有这么多了。

· 现在，我长大了，我正慈爱地照顾我的内在孩童。

· 我的灵性成长无须仰仗他人。

· 我将自己从心灵的禁锢中释放出来。我是安全且自由的。

· 能宽恕且既往不咎的人是坚强的。

· 世间的是非都是相对的。我要放下我对世道人情的批判。

· 父母是以他们被对待的方式对待我。我宽恕他们，也宽恕他们的父母。

· 我不愿自我设限。我踏出下一步。

我答应自己放下一切怨恨。

心灵药方：

1. 我们必须为自己过往的生命经验负责。

2. 我们的每一个想法都在建构自己的未来。

3. 怨恨、批判、罪恶感及厌恶自我，最容易让我们出毛病。

4. 一切都是想法造成的，而想法是可以改变的。

5. 我们必须释放过往，并且宽恕每一个人，包括我们自己。

6. 此刻，赞同及接纳自我是迈入正向改变的关键。

7. 生命最好的着力点就在当下。

第 10 章

乐在工作

能展现创造力并得到欣赏，是件快乐的事。

工作检核表

□我讨厌我的工作。

□我的工作压力太大了。

□没有人欣赏我的工作表现。

□我经常遇到工作困境。

□我的老板很爱骂人。

□每个人都对我期望过高。

□我的同事快把我逼疯了。

□我的工作毫无创意可言。

□我绝不会成功的。

□我的工作没有升迁机会。

□我的工作待遇不好。

以上的叙述，有几项与你的情形相仿？让我们一起来探索你在工作领域上的一些想法。

我们所从事的职业和工作，反映出我们的自我价值以及我们对这世界的价值。以某个标准来看，所有的工作都是用时间和服务来换取金钱的。所以，只要我们正正当当工作，我们就能拥有自尊。

对我们来说，我们从事什么样的工作是很重要的，因为我们是世上独一无二的个体。我们想要感觉自己正在为这世界贡献一己之力。我们有必要将自己的才华、智慧和创造力发挥出来。

然而，在工作职场中，我们会遇到各种困难。你可能和你的上司或同事处不好。你的工作表现可能得不到赞美或肯定。升迁机会和特派工作也许会漏掉你。

记住，无论你发现自己处于什么工作境况中……这些都是你的想法造成的。你周遭的伙伴们只是一面明镜，他们映射出你对自己值得拥有什么的看法。

想法可以改变。工作处境也可以改变。你无法忍受的上司，可能会变成你的朋友。升迁无望的职务，可能会为你开发充满可能性的事业路线。讨人厌的同事，即使不会成为朋友，起码也比较好相处一点。不够用的薪资，可能在转眼之间增加了。甚至我们可能会找到很棒的新工作。

如果我们能改变自己的思考模式，生命的管道将不可计数。让我们敞开胸怀，迎接它们。在意识上，我们必须接受"左右逢源"的想法，到处都能发现生命的丰富与满足。刚开始也许改变不多，例如，你的上司增加你的工作量，让你表现你的才华和创造力。你也许不再仇视你的工作伙伴，而他的行为也有明显的改变。无论你的改变是什么，接受并享有它。你不是形单影只的。宇宙的力量创造了你，也会给你力量去创造你的生命经验！

练习 1　集中注意力

让我们花点时间来集中注意力。举起你的右手，把它放在你的腹部下方。想想，这个地方是你的生命源泉。停一下。再度凝视镜中的自己，并且说："我愿意释放工作上的不愉快。"再说两遍。每次都以不同的方式说出来。你需要增强改变自己的决心。

练习 2　描述你的工作状况

请用八个形容词来描述你的工作状况：

我的上司是……

1.

2.

3.

4.

5.

6.

7.

8.

我的同事是……

1.

2.

3.

4.

5.

6.

7.

8.

我的职务是……

1.

2.

3.

4.

5.

6.

7.

8.

练习 3 想想你的工作生涯

1. 如果你能心想事成，你希望自己成为什么？

2. 如果你能拥有任何你想要的工作，那会是什么？

3. 你想要变动目前的工作吗？

4. 你要如何改变你的上司？

5. 你的工作环境舒适宜人吗？

6. 在工作上，谁是你最需要宽恕的人？

练习 4　照镜子

坐在镜子前面深呼吸。把注意力拉回自己身上。现在，和工作中最让你生气的人对话。告诉他们你在生什么气。告诉他们你被他们伤得有多重、逼得有多紧，或者让他们知道，你的生活领域遭到了他们的侵犯。一五一十告诉他们——千万别退缩！告诉他们，你希望以后从他们那里看到哪些行为。告诉他们，你原谅他们没有尽到他们的职责。

深深吸口气。要求他们尊重你，同样的，你也尊重他们。声明你们俩可以有和谐的工作关系。

练习 5 用爱祝福

在任何工作职场里，用爱祝福是很有效力的方法。在你抵达职场之前，先将祝福发送出去。用爱祝福每个人、事物、地方。如果你和同事、上司、厂商甚至天气为敌，那么用爱祝福它。声明你和那人或工作职场协调一致、水乳交融。

“我和我的工作职场及伙伴都处得很融洽。”

“我一直在和谐的环境中工作。”

“我尊敬且重视每个人，他们也尊敬、重视我。”

“我用爱祝福我的工作，我知道它为每位工作伙伴设计出最好的工作制度。”

“我用爱祝福你，我释放你，让你得到至善。”

“我祝福这份工作，并把它让给喜爱它的人，而我可以自由地接受一个很棒的新机会。”

挑选一句能配合你职场情境的肯定言辞，并且一遍遍照着说。当有人或情景掠过你的脑际时，重述你的肯定言辞，并排除这个人或情景留在你心中的负面能量。你可以只通过思考，来改变你的经验。

练习 6　检视你的工作价值

让我们一起检视你在工作领域中的自我价值感。回答下列问题之后，写下你的肯定言辞（用现在时）。

1. 我觉得自己应该拥有一份好工作吗？

范例：有时，我觉得应该。但当我觉得不应该时会想要躲起来。

肯定言辞范例：我能胜任所有的职务。

你的肯定言辞：

2. 在工作领域中，我最担心什么？

范例：我担心我的上司会发现我不够好，他会开除我，可是我不想另谋高就。

肯定言辞范例：我将自己置于安全之中，我欣然接受这完美的生活。一切都令我很满意。

你的肯定言辞：

3. 在工作方面，我的信念是什么？

范例：在工作上，我取悦每个人，并将我的雇主视为父母。

肯定言辞范例：我的心灵创造出我的生命经验。我有无穷尽的能力去创造我生活中美好的事物。

你的肯定言辞：

4. 如果我放弃这个信念，我会担心什么呢？

范例：我必须成长。我必须负起责任。

肯定言辞范例：我知道我是有价值的。对我而言，成功是安全的。生命是爱我的。

你的肯定言辞：

练习 7　想象理想工作

理想的工作会是什么模样？花一点时间想象你在工作中的情景。想象你在工作职场中，想象你的同事，并且感受一下工作全部完成后，挣得优厚薪资的滋味。为你自己保有这个美景，并且了解它已在你的意识之中完成。

现在，参考第 10 章一开头的工作检核表。对应每一个负面信念，提出你的肯定言辞。将提出肯定言辞当作你日常工作的一部分。在工作中、在车内，或者当你早晨刷牙时把它们说出来。

你相信：

我讨厌我的工作。

我的工作压力太大了。

没有人欣赏我的工作表现。

我经常遇到工作困境。

我的老板很爱骂人。

每个人都对我期望过高。

我的同事快把我逼疯了。

我的工作毫无创意可言。

我绝不会成功的。

我的工作没有升迁机会。

我的工作待遇不好。

你的肯定言辞：

· 在工作方面，我一向能放轻松。

· 我的表现获得每个人的肯定。

· 我把每个工作经验转化成机会。

· 我尊重自己，也尊重别人。

· 我适得其所，我一直是安全的。

· 我看出每个人的优点，我帮助他们把快乐的特质展现出来。

· 我的想法是有创造力的。

· 凡是我经手的事都会成功。

· 新的大门永远为我敞开。

· 我容许且接纳新的收入管道。

我答应自己要实现我的创造力。

心灵药方：

1. 我们必须为自己过往的生命经验负责。

2. 我们的每一个想法都在建构自己的未来。

3. 怨恨、批判、罪恶感及厌恶自我，最容易让我们出毛病。

4. 一切都是想法造成的，而想法是可以改变的。

5. 我们必须释放过往，并且宽恕每一个人，包括我们自己。

6. 此刻，赞同及接纳自我是迈入正向改变的关键。

7. 生命最好的着力点就在当下。

第 11 章

金钱意识

我要将庞大的财富与人分享。我是受到祝福的人。

金钱意识检核表

□我不会存钱。

□我赚的钱不够用。

□我的信用很差。

□我永远也赚不到钱。

□每样东西都这么贵。

□为什么别人都有钱?

□我无法支付我的账单。

□我随时都有破产之虞。

□我无法存钱以备退休之用。

□我是个守财奴。

以上的叙述，有几项与你的情形相仿？如果你勾出三项以上，你就必须设法解决你的金钱问题了。

你对金钱的看法如何？你认为你有足够的钱吗？你的自我价值是否依附在钱上面？你认为钱能买到你内心渴望的东西？你和钱是朋友还是敌人？光赚取更多的钱是不够的，我们需要学习的是如何值得拥有我们的财富，并且享用它。

家财万贯并不能保证内心的富有。很多有钱人可能具有贫穷意识。他们比露宿街头的人更担心没有钱。他们不敢享用自己的钱，去过锦衣玉食的好日子。因此，古希腊伟大的哲学家苏格拉底曾说“满足是天然的财富，奢华则是人为的贫穷。”

我说过很多次，财富的意识并不是建立在金钱上的；金钱的多寡，却建立在财富的意识上。

我们千辛万苦赚来的金钱，必须用来提升我们的生活品质。如果不是这样，只是为了赚钱，而去做自己不喜欢的事，那么钱赚再多也没有用。财富涵盖我们的生活品质，以及我们拥有金钱的多寡。

财富不能单用金钱来界定，它还包括时间、爱、成就、喜悦、舒适、美丽和智慧等素质。举例来说，在时间方面，你可能是最贫穷的人。如果你觉得自己处于仓促、被催逼和忙乱的情境中，那么你的时间便浸泡在贫乏之中。不过，如果你自认为有足够的时间完成手边的任务，而且你有自信能完成所有的工作，那么谈到时间，你便是最富有的人。

至于成就呢？你认为它是你力有未逮且完全达不到的目标吗？或者，你认为凭你自己的条件，你可以是一个有成就的人？如果是后者，那么关于成就一事，你便是富有之人。

你要了解，无论你的信念为何，它们都可以在当下改变。创造你的宇宙力量，也会给你力量去创造你的生活经验。你可以改变的！

练习 1　照镜子

站起来，张开你的双臂，然后说："我敞开心胸去接纳所有美好的事物。"你感觉如何？

现在，凝视着镜子，用更有感情的语调再说一遍。

你心中浮现怎样的感觉呢？你觉得自由且欢愉吗？或者，你想要躲起来？

深呼吸——再说一遍——"我敞开心胸去接纳__________(空白处由你填写)"。每天早上做一遍这个练习。这是个奇妙的象征动作，它可以增强你的财富意识，为你的生活带来更多美好的事物。

练习 2　你对钱有何感觉

让我们一起来检视你在金钱领域中的自我价值感。尽可能回答下列问题。

1. 回到镜子前面。凝视你的双眸，并且说："我对钱最大的恐惧是____________。"写下你的答案。

2. 小时候，你学到什么关于钱的信念？

3. 你的父母遭遇过经济危机吗？他们对于钱的想法是什么？

4. 你的家人如何处理财务？

5. 你现在如何理财？

6. 你想不想改变你的金钱意识？

练习3 你的金钱意识

让我们一起检视你在金钱领域的自我价值感。尽可能回答下列问题。在每一个负面信念之后，用现在时造一个肯定句，以期望它顺利发生。

1. 我觉得自己值得拥有及享有金钱吗？

范例：一点也不。我钱一到手就花光了。

肯定言辞范例：我感激我能拥有这些金钱。对我而言，存钱和用钱都是安全的。

你的肯定言辞：

2. 关于钱，你最大的恐惧是什么？

范例：我担心我会永远不名一文。

肯定言辞范例：此时此刻，我从无限的宇宙接受无限的资源。

你的肯定言辞：

3. 我对金钱与财富的信念是什么？

范例：我很穷，所以我得到他人的照顾。

肯定言辞范例：我要求靠自己的力量，用爱去创造我的真实性。我信任生命的历程。

你的肯定言辞：

4. 如果放弃这个信念，我会担心什么？

范例：没有人会爱我、照顾我。

肯定言辞范例：我安全地住在宇宙之中，所有的生命都爱我、支持我。

你的肯定言辞：

练习 4　你的用钱方式

写出三种你对自己用钱方式的批判。或许，你时常负债，你存不了钱，或是你舍不得花钱。

根据这些批判，想出一则实例来说明你良好的用钱习惯。

范例：

我对自己的批评是：花起钱来很冲动，永远在负债中。我似乎无法克制自己不花钱。

我对自己的赞美是：今天我准时付房租。今天是这个月的月初，所以我把房租付了。

我对自己的批评是：我把赚来的钱都存起来。我舍不得花钱。

我对自己的赞美是：买了一件非打折的衬衫。今天我让自己拥有我真正想要的东西。

1. 我对自己的批评是：

我对自己的赞美是：

2. 我对自己的批评是：

我对自己的赞美是：

3. 我对自己的批评是：

我对自己的赞美是：

练习 5　想象

把你的手放在胸前，深呼吸几下，然后放轻松。想象你因为钱而演出最糟糕的人生情节。或许你借钱不还，购买你负担不起的昂贵商品，或是宣告破产。想象你正做出那种事——并且爱那个你。你必须明白，在你当时拥有的知识、经验和觉察力下，你已经尽力了。爱那个自己。想象你正做出会为你现在带来困扰的事，并且爱自己。

再想象如果你能拥有一切你期盼良久的东西，会是怎样的感觉？它们看起来像什么？你想去哪里？你想做什么？去感觉它。去享受它。发挥你的创意，并且玩得开心点！

现在，参考第 11 章开头的金钱意识检核表。对应每一个负面信念，提出你的肯定言辞。将提出肯定言辞当作你日常工作的一部分。在工作中、在车内、在镜子前，或者当你早晨刷牙时把它们说出来。

你相信：

我不会存钱。

我赚的钱不够用。

我的信用很差。

我永远也赚不到钱。

每样东西都这么贵。

为什么别人都有钱?

我无法支付我的账单。

我随时都有破产之虞。

我无法存钱以备退休之用。

我是个守财奴。

你的肯定言辞:

· 我一直拥有储金账户。

· 我的收入一直在增加。

· 我的信用一直有改善。

· 我用钱精打细算。

· 我向来想要什么就有什么。

· 我能拥有这些钱，我就心满意足了。

· 我感谢所有的账单。我准时付款。

· 我在财务上有偿付能力。

· 我正在为退休做好准备。

· 我能享受每一分花出去的钱。

我答应自己成为富有之人。

心灵药方：

1. 我们必须为自己过往的生命经验负责。

2. 我们的每一个想法都在建构自己的未来。

3. 怨恨、批判、罪恶感及厌恶自我，最容易让我们出毛病。

4. 一切都是想法造成的，而想法是可以改变的。

5. 我们必须释放过往，并且宽恕每一个人，包括我们自己。

6. 此刻，赞同及接纳自我是迈入正向改变的关键。

7. 生命最好的着力点就在当下。

第 12 章

良好友谊

我是我自己的朋友。

友谊检核表

□我的朋友都不支持我。

□每个人都喜欢批判别人。

□没有人了解我的想法。

□我不被尊重。

□我的朋友都交往不久。

□我无法让我的朋友真正了解我。

□为了朋友好，我会规劝他们。

□我不知道怎么交朋友。

□我不知道如何向朋友求援。

□我不知道如何“拒绝”朋友的要求。

以上的叙述，有几项与你的情形相仿？让我们一起来看看能否改善你的友谊品质。

朋友可能是我们最恒久且重要的人际关系。我们可以没有情人或配偶，我们可以没有重要的家人，然而，如果没有朋友，我们绝大多数人都无法快乐地活下去。我相信，我们在呱呱坠地之前，已经选好我们的父母，但是我们是在更清醒的状态下选择朋友的。

美国最伟大的哲人兼作家爱默生写过一篇短文谈论友谊，他称友谊为“众神中的酒神”(nectar of the gods)。他解释说，在爱情的关系中，其中一个人经常会试图改变另一个人，但朋友却能以欣赏及尊重的态度对待对方，而不干涉对方。

朋友可以成为小家庭的延伸或替代。我们绝大多数人都强烈渴求与朋友分享生活经验。在友谊的互动中，我们不仅更了解别人，也更了解自己。这些关系就像一面明镜，可以映照出我们的自我价值和自尊。它们提供我们审视自己的良机，以及我们需要成长的园地。

当朋友之间的联结变得紧张时，我们可以从童年的负面信息找到答案。这是清扫心灵之屋的时候了。在接收一段时间的负面信息后清扫心灵之屋，就像吃了垃圾食物后，开始有益健康的营养计划一样。当你改变饮食时，你的身体会排出有毒的残留物质，因此，一两天内你可能觉得情况更糟。

所以，当你下定决心改变自己的思考模式时，情形亦然。你的情况可能会恶化一段时间。不过请记住！你必须挖开一大片干枯的杂草，才能得到肥沃的土壤。你绝对做得到！我知道你能！

练习 1　回忆你的交友情形

在下面的空白处，把以下的肯定言辞写三遍：

“我愿意释放有碍我交友的信念模式。”

1. 小时候，你的交友情形如何？

2. 你现在的交友情形和小时候有多像？

范例：我向来都听任朋友的差遣。现在我朋友仍喜欢发号施令。

3. 你从你父母身上学到什么交友之道？

4. 你的父母结交哪类朋友？

5. 将来你想要结交哪类朋友？请详细说明。

练习 2　友谊与自尊

让我们一起来检视我们在交友领域的自我价值感。回答下列问题。在每个答案后面，写出一句肯定言辞（用现在时），以取代旧的信念。

1. 在交友的领域里，我觉得自己有价值吗？

范例：不。为什么每个人都避开我？

肯定言辞范例：我喜爱且接纳自己，我像磁石一样吸引很多朋友。

你的肯定言辞：

2. 在交友的领域里，我最担心什么？

范例：我最担心朋友背叛我。我不认为我可以信赖任何人。

肯定言辞范例：我信任我自己，我信任生命，我信任我的朋友。

你的肯定言辞：

3. 在交友方面，我的信念是什么？

范例：我可以批判别人。我等待我的朋友们犯错，如此一来，我就可以中伤他们。

肯定言辞范例：我在交友待人方面很成功。我是个忠诚的益友。

你的肯定言辞：

4. 如果我放弃这个信念，我会担心什么？

范例：我会失控。我会让朋友看清我的真面目。

肯定言辞范例：当我喜爱且接纳自己时，爱别人就很容易了。

你的肯定言辞：

如果我们都能为自己的生命经验负起责任，那么我们就不会责备任何人了。无论“外在世界”正在上演什么，都只是我们内在思考的反射而已。

练习 3　回想你的朋友

在你的生活中，找出三件你认为遭到朋友虐待或欺骗的事件。或许某个朋友对你食言，或在你急需帮助时撒手不管，也许他们介入你的感情生活。

在每个实例中，请先将这则事件命名，并在叙述事件经过之前，将你“内心深处”的一些想法写下来。

范例：

我十六岁的时候，我最要好的朋友苏西对我发了一顿脾气，而且开始散播恶毒的谣言。当我找她对质时，她还对我说谎。因此，直到我到了高年级，都没有结交半个朋友。

我内心深处的想法：我不值得拥有朋友。我之所以被苏西吸引，是因为她既冷酷又喜欢批判别人。我习惯被别人批判和指责。

1. 事件经过：

我内心深处的想法：

2. 事件经过：

我内心深处的想法：

3. 事件经过：

我内心深处的想法：

练习 4　寻找朋友的扶持

从过往的生活中，找出三件你得到朋友扶持的实例。或许某个好友维护过你，或在你需要时慷慨解囊，或许他们帮你排难解纷。

在每个实例中，请先将这则事件命名，并在叙述事件经过之前，将你“内心深处”的一些想法写下来。

范例：

我永远忘不了海伦。我第一次工作时，在一次会议上说了一些愚蠢的话，遭到同事们的取笑，结果海伦站在我这边支持我。她帮我度过难堪的局面，也挽救了我的工作。

我内心深处的想法：即使我做错事，也有人会帮我度过。我值得获得支持。朋友会支持我。

1. 事件经过：

我内心深处的想法：

2. 事件经过：

我内心深处的想法：

3. 事件经过：

我内心深处的想法：

练习 5　赞美和感谢

我需要感谢哪些朋友？

花点时间想象他们的模样。注视眼睛里的那位朋友说：“谢谢你，我用爱祝福你，因为当我需要你的时候，你就在我身边。祝福你生活充满喜悦。”

练习 6　愤怒释放法

有哪些朋友是我需要原谅的?

花点时间想象他们的样子。现在，注视眼中那位朋友，并说：“我原谅你是因为我并不希望你那样对待我。我原谅你，我要释放你。”

现在，参考第 12 章开头的友谊检核表。对应每一个负面信念，提出你的肯定言辞。将提出肯定言辞当作你日常工作的一部分。在车内、在工作中，或者每天早晨在浴室的镜子前，把你的肯定言辞说出来。

你相信：

我的朋友都不支持我。

每个人都喜欢批判别人。

没有人了解我的想法。

我不被尊重。

我的朋友都交往不久。

我无法让我的朋友真正了解我。

为了朋友好，我会规劝他们。

我不知道怎样交朋友。

我不知道如何向朋友求援。

我不知道如何“拒绝”朋友的要求。

你的肯定言辞：

· 我的朋友都爱我、支持我。

· 在这个世界上，我是安全的。所有的人都爱我、支持我。

· 对于所有的观点，我都以开放的态度去接受。

· 我尊重别人，别人也尊重我。

· 我对朋友的爱及接纳，使我们的友谊能持续不断。

· 对我来说，敞开心扉是安全的。

· 我的朋友和我知无不言。

· 我信赖我内在的智慧，它会导引我。

· 向朋友求援是天经地义的。

· 我突破我的能力极限，我能自由表达自己的意见。

我允许自己扮演好朋友的角色。

心灵药方：

1. 我们必须为自己过往的生命经验负责。

2. 我们每一个想法都在建构自己的未来。

3. 怨恨、批判、罪恶感及厌恶自我，最容易让我们出毛病。

4. 一切都是想法造成的，而想法是可以改变的。

5. 我们必须释放过往，并且宽恕每一个人，包括我们自己。

6. 此刻，赞同及接纳自我是迈入正向改变的关键。

7. 生命最好的着力点就在当下。

第 13 章

和谐的性

我的性生活和谐。

性生活检核表

□我害怕性。

□性是肮脏的。

□生殖器会使我害怕。

□我得不到我想要的。

□我的生殖器大小或形状不正常。

□性令我难为情。

□我不敢要求我想要的。

□我的配偶不会喜欢我的身体。

□我害怕感染疾病。

□我不够好。

□性是痛苦的。

以上的叙述，有几项与你的情形相仿？如果你找出三项以上，你就必须注意你的性生活问题了。

许多人有性方面的困扰。他们不是抱怨做爱次数过多，就是抱怨次数太少。性带给他们威胁、刺激，使他们发狂，逼得他们想要逃跑。事实上，性带给我们的可以是温柔、深情、欢愉，也可以是痛楚、爆发、惊奇、满足或羞耻等身心反应。

人们常把性与爱画上等号，他们认为必须爱对方才能和他有性行为。长大后，有些人相信婚前性行为是有罪的，性是为了繁衍生命，而不是为了鱼水之欢的快乐。有些人则反对这种观念，他们认为性无关乎爱。

当我们还是婴儿时，我们知道自己的身体有多么完美，我们也喜爱自己的性特征。婴儿绝不会为自己的身体感到难为情，而且，没有婴儿会衡量自己的屁股，从中找出自我的价值感。

我们必须放弃不能滋养及支持我们的印象和信念。我相信，发生在 20 世纪 60 年代末期的性革命，从许多方面来看都是好事一桩。我们从维多利亚时代的陈腐思想和伪善之中解脱出来。当然，当人们脱离抑郁之后，必然会狂野一阵子。最后，钟摆会来回摆动，直到它抵达平衡点——不会过于狂野，也不会过于抑郁。我认为性是一种欢快、柔情的行为，只要我们打开心房，真正关心我们自己，我们做这件事既不伤人也不害己。不过，性也可能是某种形式的虐待及贬低自我价值的表现。如果需要不断更换性伴侣，好让自己觉得有价值感，或让不贞成为生活方式之一，那么，就需要检查内心究竟在想些什么。

练习 1　想象美好的性

在你回答下列问题前，请以舒适的姿势或坐或卧。闭上双眼，把双手放在胸前。想象一道闪亮的白光穿透你的内心。将焦点集中在这道白光上，并且大声说："我愿意让爱涌进我的心中。"体会爱的能量流进心中的感觉。几分钟后，重复做几遍，然后睁开双眼，告诉自己："一切都很美好。"

练习 2　改变错误的性观念

尽可能回答下列问题。

1. 小时候，你学到什么有关性的知识？

2. 关于人类的身体，你的父母教导你些什么？它是美丽的，或是某种令人难为情的东西？

3. 你的老师或牧师有没有跟你谈过性？它是一种该受罚的罪吗？

4. 你的生殖器叫作什么？它们只是“在下面”的东西吗？

5. 你认为你父母的性生活圆满吗？

6. 你对性的看法和你父母有几分相似？

7. 你父母对性的看法有什么差异？

8. 小时候，你对性有什么看法？

9. 你认为性等于爱吗？

10. 做爱时你的感觉如何？你感受到爱和温柔？你感受到强大的力量，还是你有罪恶感？

11. 你曾经对自己或别人性虐待过吗?

12. 你曾经遭受过性虐待吗?

13. 如果你能改变生活中任何有关性的事，那会是什么?

练习 3　照镜子

现在，望着镜子，凝视你的双眸，接着说："我愿意爱我的身体和我的性特征。"说三遍，一次比一次语重心长而且有感情。然后，回答下列问题。

1. 关于你的身体，你最大的负面想法是什么?

2. 这些负面想法来自何方?

3. 你愿意释放它们吗?　□是　□否

练习 4 性观念与自尊

现在，让我们一起来检视你的自我价值。回答下列问题，在每一道问题之后，想出一句相应的肯定言辞。

1. 我值得享有我的性特征吗？

范例：不。我讨厌我身体的形状。我想要快马加鞭做完爱。我自惭形秽。

肯定言辞范例：我喜爱且欣赏我美丽的身体。我能享受性爱的欢愉。

你的肯定言辞：

2. 关于性，我最恐惧什么？

范例：我担心被嘲笑。我害怕做错事，或不知如何去做。我害怕肮脏的感觉。

肯定言辞范例：性是一件美妙的礼物。我喜欢这件礼物。我是安全的。

你的肯定言辞：

3. 在性方面，我的信念是什么？

范例：我要得到保护。我要觉得安全。我不要任何人用身体接近我。他们会把我吓跑。

肯定言辞范例：做我自己是安全的。我喜爱我身体的全部。我信赖生命的历程，它能让我拥有安全感。

你的肯定言辞：

4. 如果我放弃这个信念，我会担心什么？

范例：我担心我会失控、会迷失。我恐怕再也不是“原来的自己”了。

肯定言辞范例：在任何情况下，做我自己都是安全的。我享受我的特质。

你的肯定言辞：

现在，检视第 13 章开头的性生活检核表。对应每一个负面信念，提出你的肯定言辞。将提出肯定言辞当作你每天例行工作的一部分。在车内、在工作中，或当你觉得负面信念浮现脑际时，把它们说出来。

你相信：

我害怕性。

性是肮脏的。

生殖器会使我害怕。

我得不到我想要的。

我的生殖器大小或形状不正常。

性令我难为情。

我不敢要求我想要的。

我的配偶不会喜欢我的身体。

我害怕感染疾病。

我不够好。

性是痛苦的。

你的肯定言辞：

· 对我来说，探索性是安全的。

· 性是温柔、深情且欢愉的。

· 生殖器是正常、自然而且美丽的。

· 在性方面，我既满足又满意。

· 对我来说，我的生殖器是完美的。

· 我超越限制，全然地接纳我自己。

· 我欢愉且自由地表达我自己的欲求。

· 我的配偶和我一样喜爱我的身体。

· 我爱我自己和我的性特征。我的身心平和。

· 我温柔地对待身体，我的配偶亦然。

我答应自己去享受我的身体。

心灵药方：

1. 我们必须为自己过往的生命经验负责。

2. 我们的每一个想法都在建构自己的未来。

3. 怨恨、批判、罪恶感及厌恶自我，最容易让我们出毛病。

4. 一切都是想法造成的，而想法是可以改变的。

5. 我们必须释放过往，并且宽恕每一个人，包括我们自己。

6. 此刻，赞同及接纳自我是迈入正向改变的关键。

7. 生命最好的着力点就在当下。

第 14 章

爱与亲密

爱围绕着我。我是亲爱、可爱和被爱的。

爱与亲密关系检核表

□我害怕被拒绝。

□爱不可能长久。

□我觉得被人诱骗了。

□爱会把我吓跑。

□我做每件事都要听他们的。

□如果我照顾自己，他们会离开我。

□我是善妒的。

□我无法活出自己。

□我不够好。

□我不希望我的婚姻像我的父母那样。

□我不知道如何去爱。

□我无法拒绝我所爱的人。

□每个人都离开我。

以上的叙述，有几项与你的情形相仿？你可能需要消除对爱和亲密关系的恐惧。

小时候，你对爱有何体验？在你的家庭里，是否通过打斗、吼叫、哭喊、摔门、操纵、控制、沉默或报复，来表达你们的爱？如果是，你长大以后也会寻求相同的生活经验。你会找到增强这些观念的人。如果，你小时候想寻觅爱，却找到痛苦，那么长大以后你会找到痛苦而非爱，这种情形会一直持续到你释放旧有的家庭模式为止。

练习 1　回忆与探索

1. 你上一次的亲密关系是怎么结束的？

2. 你再上一次的亲密关系又是如何结束的？

或许你所有亲密关系的结束，都是由于你的配偶离开你。你对于亲人离去的需求，可能源自你父母离婚，父母一方离开你，或是因为你不是他们想要的，或者你的家人仙逝。

若想改变这种亲密关系的形态，你必须原谅你的父母，并且明了你不必重蹈他们的覆辙。你释放了他们，你也释放了自己。

我们一再重复的习惯或模式，都显示出我们的内在有一个需求。这个需求和我们拥有的某个信念互相关联。如果我们的内在无此需求，我们就没有那种习惯或模式，我们也不会那么做，或变成那样。然而，自我批判是无法打破那种模式的，你必须释放你的需求才行。

练习 2　照镜子

使用你的镜子，凝视你的双眸，吸一口气，然后说："我愿意释放不能滋养和支持我的亲密关系。"

对着镜子说五遍。说这句话时，一次比一次语重心长。当你说这句话时，脑海中想着某些和你有亲密关系的人。

练习3　小时候的亲密关系

在下面的空行里，尽可能回答以下的问题。

1. 关于爱，你小时候学到了什么？

2. 你曾有“像透了”你父亲或母亲的上司吗？怎么个像法？

3. 你的伴侣或配偶像你父母的一方吗？怎么个像法？

4. 他们为何相像？

5. 为了改变这种模式，什么事是你必须原谅的？

6. 从你最近的体悟来看，你希望你有怎样的亲密关系？

旧的想法和信念会不断构筑你的生活经验，直到你释放它们为止。由于你未来的想法尚未形成，所以你并不知道它们是何模样。但是你现在的想法，也就是此时此刻你正在思考的，则全然在你的掌控之下。

我们的想法是我们自己选择的。我们可能会习惯性地产生相同的想法，所以表面看来，我们的想法并非我们选来的，但是原初的想法确实是我们自己选择的。因此，我们可以拒绝某些想法。你经常拒绝对自己有正面的想法吗？同样的，你也可以拒绝对自己有负面的想法。这只需要练习即可。

练习 4 检视亲密关系

让我们一起来检视这些信念。回答下列每一道问题。在每道问题之后，写出一句肯定言辞（用现在时），以取代你的旧信念。

1. 我认为自己值得拥有亲密关系吗?

范例：不。任何人真正了解我之后，都会离开我的。

肯定言辞范例：我是个可爱且值得认识的人。

你的肯定言辞：

2. 我害怕去爱人吗?

范例：是的——我害怕他们对我不忠实。

肯定言辞范例：对于爱，我一向深信不疑。

你的肯定言辞：

3. 关于爱和亲密关系，我的信念是什么?

范例：我不想让我的生活充满浪漫情调。

肯定言辞范例：对我而言，打开心房让爱进入我的心中是安全的。

你的肯定言辞：

4. 如果我放弃这个信念，我会担心什么？

范例：我担心会被人欺骗和受到伤害。

肯定言辞范例：对我而言，和他人分享我最隐秘的情感是安全的。

你的肯定言辞：

练习 5 提升亲密关系——停止批判

批判会损坏内在的灵魂，而且不能改变任何事情。赞美则有益于灵魂的提升，且能带来积极的改变。写出你在爱和亲密关系方面对自己的两种批判。也许你无法告诉别人你的感受，或你需要什么。也许你害怕亲密关系，或是害怕会吸引伤害你的人。

因此，想一种你尚未付诸行动的方式。

范例：

我对自己的批判：选择不能对我付出的人做朋友。

我对自己的赞美：我告诉某些人我喜欢他们。此举虽令我惊恐，但无论如何我还是这么做了。

1. 我对自己的批判是：

我对自己的赞美是：

2. 我对自己的批判是：

我对自己的赞美是：

恭喜你！你开始放弃另一种旧习惯了！你正在学习如何

赞美自己——在当下。而生命最好的着力点就在当下。

现在，参考第 14 章开头的爱与亲密关系检核表。对应每一个负面信念，提出你的肯定言辞。将提出肯定言辞当作你每天例行工作的一部分。在车内、在工作中，或当你觉得负面信念浮现脑际时，把你的肯定言辞说出来。

你相信：

我害怕被拒绝。

爱不可能长久。

我觉得被人诱骗了。

爱会把我吓跑。

我做每件事都要听他们的。

如果我照顾自己，他们会离开我。

我是善妒的。

我无法活出自己。

我不够好。

我不希望我的婚姻像我的父母那样。

我不知道如何去爱。

我无法拒绝我所爱的人。

每个人都离开我。

你的肯定言辞：

· 我喜爱且接纳自己，我是安全的。

· 爱是永恒的。

· 爱让我觉得自由。

· 沉浸在爱里面，对我而言是安全的。

· 我们一向都是平起平坐的伙伴。

· 我们每个人都会照顾自己。

· 当我活出自己时，别人也会爱我。

· 我值得人爱。

· 我会突破父母对我的影响。

· 爱自己和爱别人一天比一天容易了。

· 我的伴侣和我都尊重彼此的决定。

· 此时此刻我创造出长久的相爱关系。

我答应自己去体会亲密的爱。

心灵药方：

1. 我们必须为自己过往的生命经验负责。

2. 我们的每一个想法都在建构自己的未来。

3. 怨恨、批判、罪恶感及厌恶自我，最容易让我们出毛病。

4. 一切都是想法造成的，而想法是可以改变的。

5. 我们必须释放过往，并且宽恕每一个人，包括我们自己。

6. 此刻，赞同及接纳自我是迈入正向改变的关键。

7. 生命最好的着力点就在当下。

第三部分

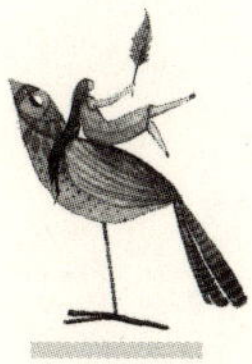

生命的重建

你可能不知道自己内在的睿智，

其实你有足够的能力处理自己的问题。

第 15 章
自由的心

我看见自己笼罩在生命之光中。

使用你不惯用的手画一张自画像。你可以用蜡笔或钢笔。合上眼睛。呼吸一下。把注意力转移到你身上。

你是谁?

你为何来到人世?

你来到人世是要学习什么?

你来到人世是要教导什么?

你的生命有何变化?

练习 1　画自己的模样

练习 2　列出什么事物会带给你快乐

“我认清我是自己快乐源泉的事实。”

我们已经探索许多我们的生命领域。我们揭露自己的负面思考模式及信念。我们丢掉了旧包袱，生命变得轻松自由多了。我们也敞开胸怀，去接纳美好的事物。然而，接踵而至的问题是：什么事物会带给你快乐？现在，不是你讨论要不要的时刻。现在，显然是探讨你在此生中想要什么的时刻。列出你能想出的所有事物，涵盖你生命的各个领域。至少列出三十项。

1.

2.

3.

4.

5.

6.

7.

8.

9.

10.

11.

12.

13.

14.

15.

16.

17.

18.

19.

20.

21.

22.

23.

24.

25.

26.

27.

28.

29.

30.

练习 3　提出正面价值

现在，为每项事物提出你的肯定言辞。你要知道，任何为了改变自我勤做功课的人，都值得拥有他们的生命美景。

1.

2.

3.

4.

5.

6.

7.

8.

9.

10.

11.

12.

13.

14.

15.

16.

17.

18.

19.

20.

21.

22.

23.

24.

25.

26.

27.

28.

29.

30.

在我们这一生中，能够经历奇妙的人、地方、事物，是相当令人兴奋的。然而，我们必须明白，这些事物并不会“带给我们快乐”。只有我们自己才能“带给我们快乐”。只有我们自己才能产生带给我们平静及欢愉的想法。绝不要一味向外寻求这股力量。让自己快乐，所有美好的事物也会源源不断地流向你。

练习 4 照镜子

注视着镜子。呼吸。微笑。然后说："我值得拥有美好的生命。"再呼吸，"我值得拥有我开列出来的每项事物。"呼吸，"我值得拥有而且我接纳生命中所有美好的事物。"呼吸，"我是个可爱、有价值的人，我爱我自己。"呼吸，"在我的世界里，一切都令我满意。"

练习 5　写你的新故事

“我看见自己笼罩在生命的光中。”

既然你已列出你想拥有的人、地方、事物，而且它们可以为你带来快乐，那么，让我们把它们放入故事中。写多写少，悉听尊便。

我……现在拥有美好的生活……

练习6 想象

既然你已经写完你的新版故事，那么想象你自己生活于其间的样子。你的新生活感觉如何？当你逐渐老去，你的容貌有何变化？想象你和谐的人际关系。在你新发现的自由和快乐中呼吸。

练习 7　放松与冥想

放松是治疗过程中重要的一环。如果我们处于紧张和恐惧的状态之中，就很难让疗愈的能量流进我们体内。伯尼·西格尔博士说过："冥想对于身体的益处已见诸许多报道。它可以降低血压、脉搏速度以及血液里的压力激素，或者使它们正常化。当我们结合规律的运动时，它的益处更是加倍的。简而言之，它可以减轻我们身心的耗损和折磨，让人们活得更好、更长寿。"

一天只需要花点时间做几次，就能放松身体，通体舒畅。在任何时刻，你都能闭上双眼，深呼吸两三次，并且消除你正担负着的紧张。如果你的时间较宽裕，那么安静下来，或坐或卧，同时把身体完全放松，默默告诉自己，"我的脚趾正在放松，我的脚正在放松，我的脚踝正在放松"，如法炮制让全身都放松，或者你也可以从头部开始往下做。

在这个简单的练习结束后，你会享有片刻的平和与宁静。经常做这个练习，可以使你的内心处于平和状态。这种积极、自然的静坐冥想，随处都可以做。

在我们的社会里，许多人认为静坐冥想是一种神秘且难以达成的东西。其实，静坐冥想是一种最古老也最简单的步骤，任何人都可以做。不但如此，我们还可以用特殊的呼吸法和仪式化的咒语使其复杂化。这些冥想法对高级班的学生们是很有益处的。还有，此时此刻，每个人都可以静坐冥想；它是简单易行的。

我们只需要安静地坐下或躺着，闭上双眼，深呼吸几下。我们的身体会自动松弛下来，所以不必有任何勉强。我们可以重述"治疗""和平""爱"或任何对我们有意义的话。我们甚至可以说，"我爱我自己"。我们也可以静默地询问，"什么是我需要知道的事？"或者"我愿意学习"。然后，静静地坐在那里。

答案可能瞬间即有，也可能一两天才来。别心急，让事情自然发生。请记住，思考是心灵的本质，你无法完全免除脑海中的妄念。让它们流经你的脑海。你也许会察觉："哦，现在我正浮现恐惧的想法、愤怒的想法、不幸的想法或其他想法。"别太重视这些想法，让它们像轻柔的云朵，掠过夏日的天际吧！

有人说，手腿不要交叉，挺直坐好，可以增进冥想的品质。或许如此。如果你可以做就做吧！重要的是能定期冥想。冥想练习是渐进的，你越常练习，你的身心越能感受到松弛的好处，而你也能越快得到你的答案。

另一个简单的冥想法，是当你静坐下来时，闭上双眼，计算你呼吸的次数。当吸气时数一，呼气时数二，再吸气时数三,一直数到十。然后再从一数起。如果你的心绪混乱，已经数到十八或三十了，只要从一数起即可。如果你发现你正想着看医生、工作或写采购单时，只要从一数起就好了。

如果你的方式不对，你是无法进入冥想状态的。任何起始点对你都很理想。你可以找到不少书，它们会教你好几种方法。你也可以去上课，学会和别人一起冥想的经验。到处都可以开始。让静坐冥想成为你的生活习惯吧!

如果你是个初学者，我会建议你刚开始一次只要五分钟。如果你一下子就做二三十分钟，很可能会因生厌而打退堂鼓。每次五分钟，每天一两次，是不错的开始。如果你每天都在相同的时间静坐冥想，你的身体会开始期待它。静坐冥想可以带给你片刻的休息，对于你的情绪和身体，具有相当好的疗愈作用。

我们的内在都拥有巨大的智慧宝库。在我们内心深处，我们可以找到所有我们想知道的人生解答。你可能不知道自己内在的睿智。其实你有足够的能力处理自己的问题。你可以找到你需要的答案。去接触你的内心世界吧！你会感觉自己更安全、更有力量。

"我的支持永远与你们同在。我爱你们。"

往者已矣，它从来处回到虚无之境。我是自由的。我拥有全新的自尊和自我价值感。我相信我有能力去爱和赞同我自己。我知道我能积极成长和改变。我是坚强的。我所有的生命经验都整合在一起。我和宇宙的力量合为一体。当我朝着至善走去时，我是安全而有信心的。我从容且欢愉地释放过往。我是个新生之人，我住在我选择的世界里。我深深感激我拥有和存有的这一切。我在各方面都是被祝福和成功的。在我的世界里，一切都是美好的。